Dauerträger und Dauerträgerbehandlung bei Diphtherie.

Inaugural-Dissertation

zur

Erlangung der Doktorwürde

der

hohen Philosophischen Fakultät

der

Friedrich-Alexanders-Universität Erlangen

vorgelegt

von

Martin Pape
aus Nordhausen.

Tag der mündlichen Prüfung: 26. Juni 1913.

Springer-Verlag Berlin Heidelberg GmbH
1913

Referent: Prof. Dr. Fleischmann.
Dekan: Geheimrat Prof. Dr. Wiedemann.

ISBN 978-3-662-24355-8   ISBN 978-3-662-26472-0 (eBook)
DOI 10.1007/978-3-662-26472-0

Sonderabdruck aus den Ergebnissen der inneren Medizin
und Kinderheilkunde, Band XI.

Dauerträger und Dauerträgerbehandlung bei Diphtherie.

Von

Martin Pape.

Inhaltsübersicht.

In den letzten Jahrzehnten sind wohl auf nur wenigen Gebieten so gewaltige Fortschritte gezeitigt worden, wie auf dem der Seuchenbekämpfung. Robert Koch vor allen eröffnete uns durch seine bis ins feinste ausgebildete Methodik Bahnen, die zu nie geahnten Zielen führten. So ist es gelungen, Einschleppungen von Epidemien aus Nachbarländern durch die moderne Seuchenbekämpfung nachweislich zu verhindern. Was jedoch die rationelle Bekämpfung der im Lande heimischen Seuchen anbetrifft, so bedarf diese noch einer feineren Ausbildung. Kommen doch gerade bei der Verbreitung der endemischen Seuchen „Bazillenträger", Personen, die ohne selbst krank zu sein dauernd virulente Krankheitserreger ausscheiden, für die Verbreitung der infektiösen Krankheiten in nicht zu unterschätzendem Maße in Betracht. Die höchste Aufgabe der bakteriologischen Wissenschaft muß es daher sein, durch noch feiner auszubildende Arbeitsmethoden jene Personen möglichst schnell und sicher als solche zu erkennen und sie einer Heilung zuzuführen.

Hat man das Dauerträgertum auf dem Typhusgebiete erst in den letzten Jahren besonders studiert, so ist den Dauerträgern bei anderen Infektionskrankheiten schon seit langem besondere Aufmerksamkeit gewidmet worden. Waren doch die Nachweismethoden der Erreger bei diesen infektiösen Prozessen schon vorher entsprechend ausgebildet. Durch zahlreiche Arbeiten, vor allem Flügges und seiner Schüler, war die Ansicht, daß der Mensch das Ausschlaggebende bei der Verbreitung der Diphtherie sei, leblose Dinge aber hierbei nur eine geringe Rolle spielen, gestützt worden.

So schreibt Flügge bereits in seiner Arbeit über die Verbreitung der Diphtherie in Breslau:

„Nirgends liegen somit bis jetzt Anzeichen vor für eine sogenannte Herdbildung und für einen ausschlaggebenden Einfluß der Lokalität des Bodens, der Luft oder des Hauses auf die Diphtherieausbreitung; sondern in erster Linie sind die Menschen, ihre Lebensverhältnisse, ihr Verkehr und ihre Sitten, sowie ihre individuelle Empfänglichkeit bestimmend für die stärkere oder geringere Ausbreitung der Diphtherie; und wenn sie Boden und Wohnung verlassen, um dem tückischen Feinde zu entfliehen, ‚so sitzt der Kobold hinten im Faß‘, wie es im Triniusschen Gedicht heißt, d. h. die Lebensgewohnheiten und die Eigenart des Menschen bringen ihm meistens am neuen Wohnort die gleichen Gefahren."

Kober fand bei Diphtherierekonvaleszenten lange Zeit lebende Diphtheriebacillen. Weichardt konnte zeigen, daß nur in allernächster

Nähe von Diphtheriekranken an unbelebten Gegenständen lebende Diphtheriebacillen nachzuweisen sind.

Diese Untersuchungen über die Epidemiologie der Diphtherie führten also zu sehr einheitlichen Vorstellungen und waren nur dadurch ermöglicht, daß Löffler der Bakteriologie mit seiner Serumplatte einen für Diphtheriebacillen genügend elektiven Nährboden geschaffen hatte.

Auf die Nachweismethoden dieser Infektionserreger soll in dieser zusammenfassenden Übersicht nicht eingegangen werden, nur so viel sei gesagt, daß wohl bei nur wenigen Infektionskrankheiten der kulturelle Nachweis der Erreger in so einheitlicher und so exakter Weise jahrzehntelang durchgeführt worden ist, wie der der Diphtherie, mittels der Löfflerschen Methode, welcher durch die Neißersche Doppelfärbung schon frühzeitig eine relativ gute Stütze erwuchs.

Das im Laufe der letzten Jahrzehnte auf Grund dieser Methoden angesammelte epidemiologische Material nach bestimmten Gesichtspunkten für den klinischen Gebrauch geordnet darzustellen, schien deshalb wichtig.

Die praktische Erfahrung sprach schon seit langem dafür, daß Gesunde in der Umgebung von Diphtheriekranken diese Infektionskrankheit, ohne selbst sichtbar zu erkranken, übertragen. In der Tat bestätigte die bakteriologische Untersuchung der Rachenhöhle derartiger Personen diesen Verdacht vollauf, und es dürfte nicht uninteressant sein, die wichtigsten Befunde hier anzuführen. Daß Rekonvaleszenten den Diphtherieerreger noch beherbergen, war zu erwarten; daß aber eine große Reihe von Gesunden, die anscheinend mit Diphtheriekranken niemals in Berührung gekommen sind, bei der Untersuchung als Diphtherieträger erkannt wurden, war zunächst überraschend.

Daß derartige Personen genau so, wie die Träger von Erregern infektiöser Darmkatarrhe, mehr und mehr erkannt und entsprechend beeinflußt werden müssen, ist eine selbstverständliche Forderung.

Man gewinnt den Eindruck, daß erst in letzter Zeit, nachdem für ausgedehntere bakteriologische Durchuntersuchungen der Bevölkerung allenthalben erheblichere Mittel zur Verfügung gestellt wurden, und nachdem infolgedessen die Auffindung derartiger Diphtherieträger mit größerer Energie betrieben wird, die neuerdings gefundenen Verhältniszahlen ein wesentlich anderes Bild von der Verbreitung der Diphtherie geben, wie die anfänglichen Befunde.

Auch auf diesem Gebiete fangen die neu gegründeten bakteriologischen Untersuchungsanstalten an, eine gleich ersprießliche Tätigkeit zu entfalten, wie auf dem Typhusgebiete.

Das Haften der Diphtheriebacillen bei Rekonvaleszenten.

Sehr lehrreich sind zunächst die Angaben, durch die gezeigt wird, nach wie langer Zeit im allgemeinen nach überstandener Diphtherie die Bacillen von der Schleimhaut zu verschwinden pflegen.

So hat Escherich zuerst mitgeteilt, noch 1 bis 3 Tage nach dem Verschwinden der Beläge Diphtheriebacillen gefunden zu haben; ebenso konnten Roux und Yersin noch 3 bis 14 Tage nach Abheilen der Membranen Bacillen nachweisen. Auf dem 10. internationalen medizinischen Kongresse 1890 in Berlin berichtete Löffler über einen Fall, wo sich noch 3 Wochen bei völliger Genesung eines Patienten Diphtheriebacillen nachweisen ließen. Desgleichen hat Schäfer in 2 Fällen von Diphtherie noch nach 4 Wochen virulente Diphtheriebacillen gefunden, im Tonsillarschleim eines Kindes sogar noch nach $7^1/_2$ Monaten. Auch Abel berichtet über einen Fall, wo die Bacillen auf sonst normaler Schleimhaut bis zu 9 Monaten persistierten. Prip konnte in einem Falle $1^1/_2$ Jahre, in einem anderen sogar 4 Jahre noch bei einem Patienten virulente Diphtheriebacillen nachweisen. Desgleichen berichtet Neißer über ein Mädchen, bei dem die Bacillen sich 8 Jahre auf der Nasenschleimhaut hielten.

Ausgedehntere Untersuchungen über das Persistieren der Diphtheriebacillen hat unter anderen auch William Welch in New York angestellt. Er untersuchte im ganzen 752 Fälle und konnte bei 325 ein Verschwinden der Bacillen innerhalb der ersten 3 Tage nach dem Aufhören der äußeren Krankheitserscheinungen feststellen. Bei den übrigen 427 Fällen persistierten sie jedoch länger.

Bei 47 Proz. 5 bis 7 Tage   Bei 13 Proz. bis 21 Tage
„ 19 „   12 „   „ 2,5 „   28 „
„ 16 „   15 „   „ 1 „   37 „

Biggs, Bark und Beebe untersuchten daselbst 605 Fälle während der Rekonvaleszentenzeit. Bei 50 Proz. konnten auch sie innerhalb der ersten 3 Tage nach der Genesung keine Bacillen mehr nachweisen. In 301 Fällen waren die Bacillen länger aufzufinden.

Bei 58,5 Proz. 7 Tage   Bei 4 Proz. 3 Wochen
„ 21 „   12 „   „ 1,3 „   4 „
„ 12 „   15 „   „ 0,65 „   9 „

Ebenso machte Glücksmann bei 484 Rekonvaleszenten Nachuntersuchungen und zwar öfters, in manchen Fällen sogar 7- bis 8 mal. Bei 267 waren nach dem Verschwinden der äußeren Erscheinungen auch die Diphtheriebacillen verschwunden. Bei 217 wurden sie längere Zeit nachgewiesen:

Bei 7,8 Proz. am 4. bis 7. Tage nach der Genesung
„ 10,1 „   „   8. „ 14. „   „   „   „
„ 5 „   „   15. „ 21. „   „   „   „
„ 3,6 „   „   22. „ 28. „   „   „   „
„ 1,8 „   „   29. „ 35. „   „   „   „
„ 0,4 „   „   36. „ 42. „   „   „   „
„ — „   „   43. „ 49. „   „   „   „

In dem Blegdamhospital zu Kopenhagen nahm Prip Untersuchungen an 654 Patienten vor. Von diesen zeigten 345 höchstens bis zum Verschwinden der Beläge Diphtheriebacillen. Bei einem Teile dieser Patienten waren sie sogar teilweise 5 bis 11 Tage vor dieser Zeit nicht mehr nachzuweisen. Bei 309 Rekonvaleszenten ergaben die Kulturen, die in Zwischenräumen von 2 bis 5 Tagen angelegt wurden, bald ein positives, bald ein negatives Resultat. In 107 Fällen verschwanden die Bacillen plötzlich, um nach kurzer Zeit wieder aufzutauchen.

Man fand Diphtheriebacillen bei 309 Rekonvaleszenten, und zwar bei:

Proz.	nach dem Abstoßen des Belages
38,1	1 bis 10 Tage
30,1	10 „ 20 „
16,5	20 „ 30 „
19,3	30 „ 60 „
1,3	60 „ 90 „
0,6	90 „ 120 „

Die aus dem Hospital entlassenen Patienten kamen zeitweise zur Nachuntersuchung. Bei ihnen wurden unter 100 noch 60 mit Bacillen behaftet gefunden. 48 von ihnen blieben vor beendeter Untersuchung aus dem Spital weg.

Von den 60 Rekonvaleszenten konnten Diphtheriebacillen nachgewiesen werden:

Bei 13	weniger als	1 Monat	(alle blieben zu früh weg)
„ 20	mehr „	1 „	(12 „ „ „ „)
„ 11	„ „	2 „	(10 „ „ „ „)
„ 6	„ „	3 „	(3 „ „ „ „)
„ 5	„ „	4 „	(alle „ „ „ „)
„ 2	„ „	5 „	(„ „ „ „ „)
„ 1	„ „	8 „	(„ „ „ „ „)
„ 1	„ „	11 „	(„ „ „ „ „)
„ 1	„ „	22 „	(„ „ „ „ „)

Von 8 der 60 bacillentragenden Rekonvaleszenten wurden Reinkulturen angelegt und zum Teil auf Virulenz geprüft. Im ganzen geschah es 18 mal, und zwar in verschiedenen Stadien der Rekonvaleszenz. Sämtliche zeigten bei der ersten Reinkultur Virulenz. Später war es schwankend. Bei einem Kindermädchen, das damals ausgeblieben war, wurden, als sie das Spital nach 4 Jahren wegen eines anderen Leidens wiederum aufsuchte, neben vielen Kokken auch wieder Diphtheriebacillen gefunden. Daß mit der Länge der Zeit die Virulenz der Diphtheriebacillen anscheinend nachläßt, geht aus den folgenden 7 Fällen hervor, die durch Ansteckung entstanden waren.

4 mal	war	weniger als	1 Monat	vergangen bis zur erfolgten Infektion
1 „	„	mehr „	1 „	„ „ „ „ „ „
1 „	„	„ „	2 Monate	„ „ „ „ „ „
1 „	„	„ „	3 „	„ „ „ „ „ „

Zu ausgedehnten Untersuchungen über das Verharren der Diphtheriebacillen in den Rachenorganen hatte Tjaden während der Jahre 1903 bis 1905 Gelegenheit. Im ganzen kamen während dieser Zeit 1843 positive Fälle zur Untersuchung, hiervon konnte er 1338 bis zum völligen Verschwinden der Bacillen untersuchen.

Die Bacillen waren verschwunden

bei	67	Proz.	nach	2	Wochen	bei	97,4	Proz. nach	8	Wochen
„	75	„	„	3	„	„	99,3	„ „	9	„
„	83,6	„	„	4	„	„	99,5	„ „	10	„
„	89,1	„	„	5	„	„	99,9	„ „	11	„
„	93,4	„	„	6	„	„	99,95	„ „	14	„
„	96,9	„	„	7	„	„	100,0	„ „	17	„

Tjaden zerlegte das Material in drei Altersgruppen. Die erste umfaßt Kinder von 1 bis 5, die zweite die von 6 bis 14 Jahren, die dritte die übrigen Fälle.

	Gruppe I Proz.	Gruppe II Proz.	Gruppe III Proz.
Nach 3 Wochen .	24,9	24,8	25,2
„ 5 „ .	7,1	8,3	2,6
„ 6 „ .	3,8	3,5	0,7

Vergleicht man nun nach verschiedenen Zeiträumen die Verhältniszahlen der einzelnen Gruppen miteinander, so geht daraus hervor, daß nach 3 Wochen die Zahlen in den Gruppen sich fast völlig gleichen. Nach 5 Wochen kann man jedoch schon deutlich eine Abnahme der Keime bei der älteren Gruppe konstatieren, die dann nach 6 Wochen noch deutlicher wird.

Auch untersuchte Scheller 339 Personen längere Zeit während ihrer Rekonvaleszenz. Er wies Bacillen nach:

bei	23	Proz.	unter	10	Tagen
„	77	„	über	11	Tage
„	35	„	„	21	„
„	18	„	„	31	„
„	10	„	„	41	„
„	7,6	„	„	51	„
„	5	„	„	61	„
„	2	„	„	90	„

Er fügte jedoch hinzu, daß die Diphtheriebacillen in manchen Fällen sicher noch länger persistiert hätten, da hierbei auch die Personen eingerechnet sind, bei denen nur eine einmalige Untersuchung stattfinden konnte, weil sie später ausblieben. Auch bemerkte er, daß viele, bei denen das Ergebnis zweimal hintereinander negativ war, vielleicht doch noch Bacillen beherbergen könnten; in erster Linie sei es die Nasenhöhle, aus der die Bacillen leicht wieder in den hinteren Nasenrachenraum zu gelangen vermöchten.

Auch Ernst Neißer konnte während dreier Jahre 500 Fälle beobachten und hat gefunden, daß erst nach Ablauf von 5 Wochen fast alle Patienten bacillenfrei waren. Jedoch hat er auch Fälle gesehen, wo die Bacillen bedeutend länger persistierten, in einem Falle sogar bis zu 6 Monaten. Wenn er mit den Zahlen Tjadens Vergleiche zog, so ergab sich, daß bei seinem Material nach 2 Wochen 22,7 Proz. gegenüber 67 Proz. von Tjaden frei von Bacillen waren. In den späteren Wochen zeigte sich jedoch gerade das Gegenteil. Nach 5 Wochen waren bei Neißer 96,2 Proz. frei von Bacillen, bei Tjaden dagegen erst nach 27 Wochen 96,9 Proz.

Von Beginn der Erkrankung an waren bacillenfrei:

Nach 2 Wochen 22,7 Proz.

„ 3 „ 51,5 „

„ 4 „ 82,5 „

„ 5 „ 96,2 „

Auch hat Eduard Büsing in Bremen 2063 Patienten so lange untersucht, bis keine Diphtheriebacillen mehr nachzuweisen waren. Das war der Fall bei

55 Proz.	nach	2 Wochen	98 Proz.	nach	8 Wochen
70 „	„	3 „	99,4 „	„	9 „
82 „	„	4 „	99,5 „	„	10 „
90 „	„	5 „	99,8 „	„	11 „
94,2 „	„	6 „	99,85 „	„	12 „
97 „	„	7 „	99,9 „	„	14 „

100 Proz. nach 17 Wochen.

Desgleichen prüfte Otto in Hannover die Persistenz der Keime bei 200 Soldaten. Mit dem Verschwinden der äußeren Krankheitserscheinungen waren auch bei 39 Proz. die Bacillen verschwunden. Bei 61 Proz. waren sie jedoch länger nachweisbar:

Innerhalb von 4 Tagen bei 55 Proz.

„ „ 10 „ „ 45 „

„ „ 20 „ „ 15 „

„ „ 30 „ „ 2 „

„ „ 46 „ in einem Fall

„ „ 48 „ „ „ „ „

Roussel und Job haben bei einer Militärepidemie von 262 Fällen das Verbleiben der Keime in der Mund- und Rachenhöhle festgestellt, wobei weniger die Zahl der Fälle als die Länge der Persistenz auffallend ist.

Es wurden die Bacillen nach dem ersten positiven Befunde nachgewiesen:

Bei 1 Rekonvaleszenten über 43 Tage

„ 2 „ „ 74 „

„ 1 „ „ 75 „

„ 1 „ „ 77 „

„ 1 „ „ 79 „

Bei	1	Rekonvaleszenten	über	81	Tage
„	1	„	„	82	„
„	1	„	„	84	„
„	1	„	„	89	„
„	1	„	„	94	„
„	1	„	„	102	„
„	1	„	„	120	„
„	1	„	„	161	„
„	1	„	„	164	„
„	1	„	„	170	„
„	1	„	„	173	„
„	1	„	„	199	„
„	1	„	„	216	„
„	1	„	„	219	„
„	1	„	„	306	„
„	1	„	„	330	„
„	1	„	„	333	„
„	1	„	„	349	„

Lippmann untersuchte in Hamburg während 3 Monaten 225 Rekonvaleszenten wöchentlich, von diesen blieben nur 34 längere Zeit mit Bacillen behaftet:

Bis zu	3	Wochen	4	Personen
„ „	5	„	4	„
„ „	6	„	7	„
„ „	8	„	6	„
„ „	12	„	6	„
über	12	„	8	„

Hiervon waren bei einer Nachuntersuchung nach einem Vierteljahr noch 6 Bacillenträger, sie beherbergten also ein halbes Jahr lang ihre Bacillen.

Die wichtigsten bereits vorliegenden Befunde der Autoren seien hier nochmals in nachfolgender Tabelle übersichtlich dargestellt:

Autor	Zahl der unters. Rekonvaleszenten	bacillenfrei waren nach Wochen: 1 %	2 %	3 %	4 %	5 %	6 %	7 %	8 %	9 %	10 %	11 %	12 %	13 %	14 %	15 %	16 %	17 %
Welch . .	427	53	84	87	88,5	99												
Biggs, Bark, Beebe . .	301	41,5	88	96	98,7					99,35								
Glücksmann	217	92,2	89,9	95	96,4	98,2	99,6											
Prip . . .	309		61,9	69,9	83,5					80,7				98,7				99,4
Tjaden . .	1338		67	75	83,6	89,1	93,4	96,9	97,4	99,3	99,5	99,9			99,95			100
Scheller . .	339		23	65	82		90	93,4		95				98				
Neißer . .	500		22,7	51,5	82,5	96,2												
Büsing . .	2063		55	70	82	90	94,2	97	98	99,4	99,5	99,8	99,85		99,9			100
Otto . . .	200		55	85	98													

Chronische Diphtherie.

Es liegt auf der Hand, daß sog. Fälle von chronischer Diphtherie, bei denen gewöhnlich massenhaft Bacillen zu finden sind, für die Verbreitung der Krankheit in allererster Linie in Frage kommen. Demjenigen, der die ausgedehnten Arbeiten Flügges und seiner Schüler über Tröpfcheninfektion kennt, ist das ohne weiteres verständlich. Werden doch beim Husten, Nießen und Sprechen unzählige, mit Keimen beladene Tröpfchen auf die Schleimhäute in der Nähe befindlicher Personen übertragen.

Kommen die chronischen Diphtherieen zur ärztlichen Behandlung, so wird für eine möglichst weitgehende Prophylaxis Sorge getragen werden; entziehen sie sich aber einer sachgemäßen spezialärztlichen Aufsicht, so ist die Schädigung, die für die Umgebung erwächst, naturgemäß eine große. Von den instruktiven in der Literatur niedergelegten Fällen seien nur folgende genauer beschrieben:

Mehrere Fälle von chronischer Diphtherie führt zunächst Walb an. Er beobachtete sog. diphtherische Plaques an der hinteren Wand des weichen Gaumens und der Uvula.

Bei einem 14 jähr. Mädchen floß ein schleimiges Sekret am hinteren Rand des weichen Gaumens herab; einen gleichen Ausfluß zeigte auch die Nase. Trotz lokaler Behandlung dauerte die Heilung bei sonstiger Gesundheit des Mädchens volle 5 Monate.

Einen weiteren Fall berichtet Conzetti. Ein 5 jähriger Knabe, der sonst keinerlei Krankheiten durchgemacht hat, zeigte blutig-wässerigen Ausfluß aus der Nase, mit geringer Rötung und Wundsein des rechten Nasenloches. Auf der Nasenscheidewand derselben Seite bestand ein weißlicher Belag. Nach 14 Tagen trat schwaches Fieber auf, das jedoch bald wieder nachließ. Das Kind war wohl und vergnügt. Die Nase blieb trotz sorgfältiger Reinigung unverändert. 4 Wochen darauf erkrankte der 7 jährige, 2 Tage später auch der $1^1/_4$ jährige Bruder des Knaben an Rachendiphtherie. Letzterer starb bereits nach 24 Stunden. Nach wiederum 2 Tagen erkrankten auch das Kindermädchen und die 3 jährige Schwester. Der 5 jährige Knabe, mit Coryza behaftet, wurde 4 Wochen isoliert und erst nach dieser Zeit wieder mit seinen Geschwistern zusammengebracht. Kurz darauf trat bei ihm sowie bei den andern erkrankt gewesenen Geschwistern eine Schlundlähmung, wahrscheinlich eine postdiphtherische Lähmung, auf. Dieselbe verlief günstig, und nach wiederum 4 Wochen war die Nase vollkommen geheilt. Die Infektion der Nase hat im ganzen 4 Monate bestanden.

Cadé de Gassicourt führt einige Fälle von prolongierter Diphtherie an, die wie gewöhnlich begannen und Neigung zeigten, in einigen Tagen zu heilen, jedoch kam es zu fortwährender Neubildung pseudomembranöser Auflagerungen, die sich über Monate, ja Jahre hinzogen. Einige Krankheitsfälle, bei denen sich die Membranen hauptsächlich in der Nasenhöhle befanden, schildert er eingehender. Bei einem Mädchen von $2^1/_2$ Jahren dauerte die Fortbildung der Membranen auf der Nasenschleimhaut 45 Tage. Bei einem anderen Patienten, einem Assistenten des Krankenhauses, spielte sich derselbe Prozeß 9 Monate ab. Daß irgend welche äußeren Beschwerden bestanden hätten, teilt er nicht mit.

Ferner berichtet Hennig über 7 Fälle, wo die pseudomembranösen Auflagerungen erst in 27, 29 (2 mal), 34, 45, 47, 54 Tagen geschwunden waren. Alle Patienten im Alter von 3 bis 7 Jahren befanden sich mit Ausnahme der ersten Tage der Erkrankung ganz wohl. Sie hatten kein Fieber, keine Schmerzen, aßen und tranken wie bei voller Gesundheit.

Ein weiterer Fall betraf ein 6 jähriges kräftiges Mädchen. Nachdem es ungefähr 6 Wochen an Nasenfluß und geringen diphtherischen Belägen im Rachen und der Nase gelitten hatte, erkrankte seine Schwester an Rachen- und Kehlkopfdiphtherie und starb in wenigen Tagen. 8 Tage darauf bekam auch sein 4 jähriger Bruder Diphtherie des Rachens und der Nase. Die Eltern und der jüngere Bruder blieben verschont, jedoch erkrankte nach 4 Wochen ein Dienstmädchen dieses Hauses ebenfalls an Nasen- und Rachendiphtherie. Sie wurden beide aus dem Hause geschafft und die ganze Wohnung gründlich desinfiziert. Trotz dieser Maßnahmen litten dennoch in den nächsten Monaten sowohl die Kinder als auch mehrere Angestellte dieses Hauses öfters an katarrhalischen Affektionen der oberen Luftwege. Obwohl bei ihnen wiederholt Diphtheriebacillen im Rachen- und Nasenschleim nachgewiesen werden konnten, kam es nie zu einer Erkrankung. Bei dem zuerst erkrankten Mädchen schwanden die lokal-diphtherischen Prozesse erst nach 71 Tagen. In dieser Zeit hatte es niemals ganz die klinischen Krankheitssymptome der Diphtherie dargeboten.

Einen ähnlichen Fall berichtet auch Jessen. So zogen sich bei einer Patientin der Nachweis der Löfflerbacillen und die klinischen Erscheinungen der Diphtherie über 4 Monate hin. Während dieser ganzen Zeit waren immer nachweisbare diphtherische Entzündungsprodukte im Nasenrachenraum vorhanden. Trotz des steten Befundes virulenter Diphtheriebacillen war das Allgemeinbefinden der Patientin absolut nicht gestört. Die diphtherischen Beläge schwanden erst nach 5 Monaten.

Auch Le Gendre und Pochon veröffentlichten einen Fall von chronischer Diphtherie, wo noch $1\,^1/_2$ Jahre nach dem Verschwinden der diphtherischen Symptome Bacillen nachgewiesen wurden.

Des weiteren beschreiben Neißer und Kahnert einige Fälle von chronischer Erkrankung der oberen Luftwege. Bei einem 17 jährigen Mädchen konnten während zweier Monate an allen Stellen der oberen Luftwege mit großer Leichtigkeit virulente Diphtheriebacillen nachgewiesen werden. Es bestand kein Ausfluß aus der Nase, kein foetor, auch waren die Tonsillen stets frei von Membranen. Die Schleimhaut erschien überall glanzlos, atrophisch, verdünnt. Als sich nach 10 Monaten dieselbe Patientin wieder vorstellte, war der Befund der gleiche.

Bei einer anderen Patientin konnten die Bacillen 4 Monate lang nachgewiesen werden. Im ganzen wurden in 5 Fällen von chronischer Nasenrachenerkrankung über Jahr und Tag Diphtheriebacillen nahezu in Reinkultur gefunden.

Über einen interessanten Fall von chronischem Rachendiphtheroid berichtet M. Neißer. In einer Familie war ein viermonatiges Kind an Diphtherie erkrankt. Kurz darauf wurde auch seine 2 jährige Schwester von dieser Krankheit befallen. Gleich zu Beginn der Erscheinungen war das dritte Kind, ein 7 jähriger Knabe, aus dem Hause gegeben worden. Die Eltern wünschten nun alles zu tun, um die Quelle der Ansteckung ausfindig zu machen. Alle Nachforschungen waren jedoch ergebnislos. Das erste viermonatige Kind hatte die Wohnung nie verlassen, war überhaupt mit niemand außer den Familienmitgliedern in Berührung gekommen, von denen niemand Diphtherie hatte. Auch das Dienstpersonal war anscheinend völlig gesund.

Nun wurde in ganz ausgiebiger Weise die gesamte Wohnung desinfiziert, die Fußböden mit Sublimat gespült, die Krankenwäsche, Betten, das Geschirr und die Instrumente vernichtet, die Teppiche abgerieben und die Zimmer neu tapeziert. Die ganze Familie verließ auf einen Monat das Haus; nur das Dienstpersonal blieb zurück. Nach Ablauf dieser Zeit wurde auch der siebenjährige Knabe wieder ins Haus aufgenommen, nachdem genau festgestellt war, daß seine zweijährige Schwester keine Diphtheriebacillen mehr im Rachen beherbergte. 5 Tage danach erkrankte auch dieser Knabe an echter Diphtherie.

Die Eltern waren ganz verzweifelt. Sie waren bereits im Begriff, die Wohnung ganz aufzugeben, als die Hausfrau zufällig ihr Augenmerk auf das Hausmädchen lenkte, das sehr oft heiser war. Ein Blick in ihren Hals ließ nichts von Belag erkennen, nur etwas glasigen Schleim. Es wurde ein Abstrich genommen, und die Untersuchung ergab typische virulente Diphtheriebacillen. Obwohl die Patientin bis zu ihrer Entlassung nach 2 Monaten behandelt wurde, waren die Bacillen bis dahin noch nicht verschwunden.

Das Hausmädchen war Amme des viermonatigen zuerst erkrankten Kindes gewesen. Nachdem sie 4 Wochen genährt hatte, wurde wegen ungenügenden Erfolges künstlich ernährt. Trotzdem behielt sie die Pflege des Säuglinges bei, auch nachdem sie angefangen hatte, wieder heiser zu werden. Sie gab damals an, daß ihr Bruder, als sie selbst 8 Jahre alt war, Diphtherie überstanden hätte. Sie persönlich sei nie krank gewesen, nur verspüre sie öfters Heiserkeit, besonders im Winter.

Nach dem bakteriologischen Befunde ihres Rachensekrets, hatte sie also anscheinend die beiden Kinder infiziert und später auch den Knaben, mit dessen Versorgung sie seit der Rückkehr der Familie ausnahmsweise betraut war. Nach späteren Erfahrungen hat dann auch ein zweites Hausmädchen, das während der Abwesenheit der Familie mit ihr allein war, Diphtherie durchgemacht.

Das Blut der Trägerin wurde am Ehrlichschen Institut für experimentelle Therapie auf seinen Antitoxingehalt untersucht; dabei wurde festgestellt, daß die Patientin nahezu 2000 Immunitätseinheiten Diphtherieantitoxin in ihrem Blut beherbergte. Bei ihr bestand also ein hoher Grad von Immunität. Hieraus ist leicht ersichtlich, daß sie als Amme dem kleinen Kinde infolge des großen Antitoxinbesitzes hätte Immunität verleihen müssen, wenn nicht die Brusternährung nach 4 Wochen sistiert worden wäre. Von dieser Zeit bis zur Erkrankung vergingen 4 Monate, eine Zeit, in der der erworbene Schutz wieder verloren gegangen war.

Neufeld-Posen berichtet über einen Fall von chronischer Diphtherie, wo bei einer 21jährigen Plätterin im Anschluß an ein harmlose febrile Angina sich ein Geschwür des Pharynx entwickelte. Das Geschwür brauchte 5 Monate zu seiner Ausheilung. Eine spezifische Pseudomembranbildung wurde weder während der Angina noch auch in späterer Zeit beobachtet. Auch war die Patientin außer der Zeit des akuten Stadiums der Angina stets frei von Fieber.

Ferner schreibt **Gabriel-Stettin**, daß ein 22jähriges Mädchen, bei der länger als 8 Monate virulente Diphtheriebacillen im Rachen nachgewiesen werden konnten, mehrere Personen ihrer Umgebung infizierte. Sie erkrankte jedoch selbst immer wieder an fieberhaften Rachenentzündungen mit Störungen im Allgemeinbefinden. Während der Beobachtungszeit ist es nicht gelungen, die Bacillen zum Verschwinden zu bringen.

Scheller berichtet ebenfalls über einen Fall von chronischer Diphtherie, die sich an eine Rachendiphtherie anschloß. Hier waren schon seit $2^1/_2$ Jahren Diphtheriebacillen nachzuweisen.

Diphtherie der Nase und ihrer Nebenhöhlen.

Auch von den in der Nase und ihren Nebenhöhlen lokalisierten chronischen Diphtherieen gilt das gleiche, was bei der Besprechung der chronischen Diphtherie überhaupt eingangs dargelegt worden ist. Folgende lehrreiche Fälle fanden sich genauer beschrieben.

Wolff führt zunächst einen Fall an, wo ein Mädchen nach 4 Monaten noch virulente Diphtheriebacillen mit dem Nasensekrete ausschied und so Veranlassung zu Erkrankungen ihrer Geschwister gab.

Das Mädchen litt an schwerer Diphtherie. Nach ihrer Genesung wurde sofort die Wohnung desinfiziert. Bei der Patientin blieb eine geringe Verstopfung der Nase bestehen, auch klagte sie über Schnupfen. Kaum war das Kind gesund, so wurde die Mutter von Diphtherie befallen. Nach ihrer Genesung fand wiederum eine ausgedehnte Desinfektion statt. 3 Tage später schlief der 4 jährige Sohn, der bis dahin ausquartiert war, zum ersten Male wieder bei seinen Eltern. Nach 2 Tagen fühlte auch er sich krank und starb bereits nach 6 Tagen an Diphtherie. 4 Monate nach dem ersten Diphtheriefalle wurde das 3 jährige Kind eines Verwandten in das Haus gebracht, auch dieses erkrankte.

So hatte ein Mädchen, das nach kurzer überstandener Diphtherie schnell wieder genas, jedoch in ihrer Nasenhöhle nur unter den Beschwerden eines Schnupfens virulente Diphtheriebacillen bei sich führte, fast ein ganzes Hauswesen infiziert.

Wolff beschreibt dann drei weitere Fälle (Rhinitis fibrinosa), bei denen es außer lokalen Beschwerden in der Nase zu keinen weiteren äußeren Symptomen kam. Im ersten Falle ging der Nasenerkrankung eine leichte Halsaffektion voraus, während bei den anderen beiden dieses nicht beobachtet wurde. Auf beiden Mandeln fand sich jedoch ein geringer Belag. Bei allen drei Patienten gelang es, in der Nasen- und Rachenhöhle echte Diphtheriebacillen nachzuweisen. Der erste Patient war ein $7\,^1/_2$ jähriger Knabe; er infizierte seine Schwester, die nach 14 Tagen an echter Rachendiphtherie erkrankte.

In einem anderen ähnlichen Falle persistierten die Bacillen $2\,^1/_2$ Monat auf der Nasenschleimhaut.

Auch hat Wolff Untersuchungen der Nebenhöhlen der Nase bei Diphtheriekranken angestellt und dabei gefunden, daß sich der Diphtheriebacillus ebenfalls in den Nebenhöhlen der Nase ansiedelt. So erfolgt oft eine schwere Entzündung der Keilbein- und Oberkieferhöhle; ja es kann selbst bis zur Pseudomembranbildung in ihnen kommen. Ebenso hat er beobachtet, daß nach Ablauf einer Nasendiphtherie die Bacillen in den Nebenhöhlen oft noch sehr lange persistieren; so auch in der Paukenhöhle.

Weitere Untersuchungen haben Neißer und Heymann vorgenommen. Sie konnten feststellen, daß Nasendiphtherieen besonders langdauernd sind. In der späteren Zeit machen sie sich oft nur als mehr oder minder wässerig-eiteriger Ausfluß bemerkbar. Auch in einigen Fällen, wo die Bacillen im Rachen trotz Abheilens der Membranen lange persistierten, war der eigentliche Sitz der Erkrankung die Nase. Äußerlich war freilich nur eiteriger Schnupfen erkennbar, jedoch fanden sich in dem Sekret zahlreiche Diphtheriebacillen. Auch kamen die Autoren zu dem Resultat, daß die Bacillen bei Kindern im allgemeinen länger haften als bei Erwachsenen. In einem Falle wurden die Bacillen 5 Wochen nachgewiesen. In einem anderen sogar 83 Tage; nach 88 Tagen waren sie verschwunden.

Prip berichtet bei seinen zahlreichen Nachuntersuchungen, daß in 5 von 32 Fällen plötzlich in der Nase Diphtheriebacillen auftraten. Sie blieben dort 1 bis 4 Wochen und verschwanden dann wieder; nie war jedoch Nasendiphtherie oder Schnupfen aufgetreten.

Cobbet beschreibt einen Fall, wo ein Knabe scheinbar nur an Schnupfen litt, hinter dem sich jedoch eine Diphtherie verbarg. Er infizierte so seine ganze Familie und 7 seiner 9 Mitschüler.

Des weiteren hat Ballin in einem Kinderasyl Berlins 63 Säuglinge, bei denen Schnupfen bestand, bakteriologisch untersucht. Hierbei fand er 11 mal Diphtheribacillen im Nasensekrete, wovon 2 Stämme nicht virulent waren. Er hat auch beobachtet, daß die Nasendiphtherie häufig nur in Gestalt eines einfachen Schnupfens auftritt. Er meint, daß die Diphtheriebacillen, die ja oft bei Gesunden vorkommen, sich ebenso oft auch im Nasensekret vorfinden. Sie seien hier nur als zufällige Schmarotzer zu betrachten, was schon daraus hervorgehe, daß er durch Seruminjektion den Schnupfen nie günstig beeinflußt gesehen habe.

Ebenso haben Biehler, Korybat-Daszkiewicz zahlreiche Untersuchungen bei Kindern im 1. Lebensjahre angestellt. Auf Grund des großen Materials sind sie zu der Ansicht gekommen, daß die primäre Nasendiphtherie bei Kindern in diesem Alter sehr häufig ist. Auch pflegt der Verlauf fast nie ein typischer zu sein. Sie empfehlen es daher, bei chronischem Katarrh und Schnupfen der Kinder stets eine bakteriologische Untersuchung vorzunehmen.

Einen sehr interessanten Fall berichten ferner Scheller und Stenger. Bei einer Patientin, die sich wegen Hypertrophie der Schleimhaut der linken unteren Nasenmuschel einer Operation unterziehen sollte, wurden in 5 aufeinanderfolgenden Tagen in dem Nasensekret beiderseits Diphtheriebacillen fast in Reinkultur gefunden. Auf den Tonsillen war nichts nachweisbar. Trotzdem man der Patientin riet, sich jetzt nicht operieren zu lassen, da man befürchtete, daß sich im Anschluß an den Eingriff eine echte Diphtherie entwickeln würde, bestand sie dennoch auf sofortiger Ausführung der Operation. Am folgenden Tage ließen sich die Bacillen bereits in den Tonsillen nachweisen; am nächsten Tage hatte sich eine typische Rachendiphtherie entwickelt. In der Nasenhöhle dagegen fanden sich keinerlei diphtherische Symptome.

Hieraus ersieht man deutlich, daß sich infolge eines Eingriffes eine typische Diphtherie entwickelt hat bei einem Individuum, das vorher Diphtheriebacillen beherbergte, ohne selbst erkrankt zu sein. Auf Nachfragen gab die Patientin an, Meierin auf einem Gute gewesen zu sein, wo längere Zeit eine Diphtherieepidemie geherrscht hatte; ein Mädchen, das stets mit ihr gearbeitet habe und ebenso andere Personen seien an Diphtherie gestorben. 8 Tage vor ihrer Behandlung hatte sie das Gut verlassen.

Aus dem Vorangehenden ergibt sich deutlich, daß sich bei dem Mädchen ungefähr 14 Tage oder länger virulente Diphtheriebacillen in der Nase aufgehalten haben, ohne eine Erkrankung zu erzeugen. Der chirurgische Eingriff hatte die Disposition zur Erkrankung erhöht.

Einen typischen Fall von Nasendiphtherie erwähnt noch Strain. In einer Familie kamen öfters Erkrankungen vor. Man vermutete, daß dieselben vom Kindermädchen ausgingen, die eine Diphtherie durchgemacht hatte. Tatsächlich war ihr Rachen nach Ablauf der Erkrankung bacillenfrei. Das Nasensekret war nie eiterig und doch traten in ihm zeitweise Diphtheriebacillen auf. Strain vermutet nun, daß die Nebenhöhlen der Nase mit Diphtheriebacillen behaftet seien, wie es ja auch Wolff bereits öfters beobachtet hatte, und daß die Bacillen von Zeit zu Zeit mit deren Sekret in die Nase gelangten.

Macdonald, der 90 Bacillenträger genauer auf das Verhalten von Bacillen untersuchte, konnte noch 4 mal in 8 Monaten in der Nase und im Ohr verschiedener Bacillenträger virulente Keime nachweisen.

Auch berichtet Seligmann über einen sehr interessanten Fall von Nasendiphtherie in einem Erziehungs- und Waisenhaus in der Nähe Berlins.

An einem Tage erkrankten hier in der sonst seuchefreien Anstalt plötzlich 3 Kinder an Diphtherie. Die Betten zweier Kinder standen benachbart, während das 3. Kind sich nur zum Reinemachen in dem Zimmer aufhielt. Am folgenden Tage wurde bei einem ebenfalls benachbarten Kinde, das bereits längere Zeit an Schnupfen litt, Nasendiphtherie festgestellt. Am nächsten Tage folgten bereits 2 neue Fälle von Diphtherie und eine diphtherieverdächtige Halsentzündung. Die beiden ersteren Fälle stammten wiederum aus demselben Schlafsaale. Jetzt wurden die Kranken sofort isoliert und die anderen Kinder des Schlafsaales injiziert Auch wurde die Umgebung genau untersucht und hier unter 84 Personen noch 2 Bacillenträger festgestellt. Auch diese wurden isoliert, und weitere Erkrankungen wurden nicht beobachtet. Wie sich dann noch aus den späteren Nachforschungen ergab, war das Mädchen, das bereits längere Zeit an Schnupfen litt, 5 Tage auf Urlaub bei seinen Eltern gewesen. Hier war sie mit ihrem Bruder zusammengekommen, der kurze Zeit vorher wegen beendeter Nasendiphtherie aus dem Krankenhaus entlassen war. Kurze Zeit nach ihrer Rückkehr in die Anstalt trat bei dem Mädchen der Schnupfen auf, der sich erst nach 20 Tagen als Nasendiphtherie zu erkennen gab. In dieser Zeit war es also leicht möglich, beim Spielen und Arbeiten die anderen Kinder zu infizieren.

Zum Schluß berichtet noch Glatard über das Ausscheiden von Diphtheriebacillen aus der Nase bei einigen Patienten nach 62 und 105 Tagen.

Ferner beschreibt Benesi eine Diphtherie des Mittelohres: Ein 19 jähriges Mädchen litt seit einiger Zeit an Mittelohreiterung, die von Schwindelanfällen begleitet war. Bei einer Aufmeißelung des Antrums ergaben sich aus dem Eiter kulturell Diphtheriebacillen, was um so erstaunlicher war, da die Patientin angab, nie an Diphtherie gelitten zu haben.

Erich Conradi fand in neuester Zeit in der Kinderklinik der Akademie für praktische Medizin zu Köln unter 10 Säuglingen während einer verschieden langen Zeit der Beobachtung bakteriologisch 8 mal im Nasensekret und 2 mal im Rachensekret echte Diphtheriebacillen, ohne daß eines der Kinder jemals äußerliche Symptome der Diphtherie zeigte. Befallen waren ausnahmslos nur sehr elende Kinder mit chronischen Ernährungsstörungen. Die zwischen diesen liegenden, im Allgemeinzustand bereits gebesserten Kinder blieben dagegen frei von Diphtheriebacillen. Man untersuchte das gesunde Pflegepersonal und fand bei 2 Schwestern im Rachen echte Diphtheriebacillen. Ob sie jedoch die Quellen für die Infektion abgegeben haben, oder ob die Bacillen von einem Kinde eingeschleppt worden sind, ist nicht erwiesen. Was die Virulenz der Bacillen bei den Kindern anbetrifft, so konnte sie wohl in allen Fällen als positiv bezeichnet werden. Was ferner die Persistenz angeht, so hielt sie sich in 3 Fällen trotz Seruminjektionen 2, 3 und 4 Monate. Conradi kommt zu der Überzeugung, daß im Nasen- und Rachensekret schwer geschädigter Säuglinge zu den verschiedensten Zeiten echte und auch virulente Diphtheriebacillen vorkommen, ohne jedoch klinische Symptome zu zeitigen. Sie sind anscheinend nur harmlose Schmarotzer.

Wie bereits eingangs erwähnt wurde, ist es erst nach Errichtung bakteriologischer Untersuchungsanstalten, denen erheblichere Mittel und geübte Untersucher zur Verfügung stehen, möglich geworden, in größerem Maßstabe die Bevölkerung auch auf die Diphtheriedauerträger durchzuuntersuchen. Zunächst liegen allerdings noch nicht genügend ausgedehnte sog. Umgebungsuntersuchungen vor: Durchuntersuchungen einer größeren Anzahl von Personen, die sich in der Nähe eines Diphtheriekranken aufgehalten haben. Zweifellos wird in den nächsten Jahren eine systematische Durchuntersuchung in den Schulen und sonstigen Anstalten auf das Vorkommen von Dauerträgern, wie sie bei Typhus so erfolgreich gewesen ist, auch für die Epidemiologie infektiöser Prozesse der oberen Luftwege eine vertieftere und umfassendere Kenntnis zeitigen.

Die Diphtherieverbreitung durch Dauerträger in der Familie.

Die bisher vorliegenden Umgebungsuntersuchungen in Familien sind in folgendem dargestellt.

Einen interessanten Fall berichtet zunächst Belfanti. In einer Familie war ein Mädchen an Diphtherie gestorben. Vor 7 Monaten hatte bereits ihr Bruder dieselbe Krankheit überstanden. Da man bei dem Mädchen eine Ansteckung durch ihren Bruder vermutete, war der Todesfall das gegebene Zeichen, den Rachen des Knaben nochmals zu untersuchen. Der Knabe zeigte bei sonstigem Wohlbefinden eine leichte Angina, und aus dem Abstriche der Tonsillen ließen sich virulente Diphtheriebacillen nachweisen. Man kann nun sicher annehmen, daß der Knabe die Infektionsquelle abgegeben hat, besonders, da trotz gründlicher Desinfektion aller Räume bei einer Nachuntersuchung nach 3 Monaten, als bei dem Knaben die katarrhalischen Erscheinungen völlig verschwunden waren, sich in seinem Rachen wiederum virulente Diphtheriebacillen zeigten.

Williams berichtet über einen Fall von Diphtherie in einer 6 köpfigen Familie. Als man zur gemeinsamen Untersuchung schritt, wurden 2 Bacillenträger festgestellt. In einer anderen Familie erkrankte das ältere von den 2 Kindern an Diphtherie. Zur Vorsicht wurde das jüngere Kind mit einer Pflegerin sofort in eine andere Stadt gebracht, jedoch bald klagte auch dieses Kind über Halsschmerzen Obwohl bei ihm sowie der Wärterin keine Beläge auftraten, wurden doch bei ihnen Diphtheriebacillen gefunden.

Aaser berichtet über einen Fall, wo ein kleines Mädchen, das keine Beläge gezeigt hatte und auf ausdrücklichen Wunsch ihrer Eltern entlassen wurde, trotzdem es nur noch spärliche Diphtheriebacillen zeigte, die Krankheit in ihrer Familie weiter verbreitete. 2 Tage nach dem Entlassen der Patientin aus dem Krankenhause erkrankten 2 Schwestern derselben an Rachendiphtherie und wurden sogleich in das Spital eingeliefert.

Auch berichtet Deschamps über 2 Fälle, wo einmal 8, das andere Mal 14 Tage nach der Heimkehr diphtheriekranker Kinder deren Geschwister erkrankten.

Kober hat bei Familienuntersuchungen von 118 Individuen bei 15, gleich 8 Proz., virulente Diphtheriebacillen nachgewiesen. Er konnte feststellen, daß in erster Linie Geschwister, Mütter und Dienstboten erkrankten. Väter, die ja im allgemeinen weniger mit Kranken zusammenkommen, waren stets frei von Bacillen.

Desgleichen untersuchten Neißer und Heymann 78 Familien genauer, in denen außer dem an Diphtherie erkrankten Kinde noch 172 Geschwister vorhanden waren, so daß auf jede Familie ungefähr 3,2 Kinder kamen. Es zeigte sich, daß die Erkrankung bei 52 Familien, also ungefähr bei $^2/_3$ derselben, auf das eine Kind beschränkt blieb und nur bei $^1/_3$ ging die Krankheit auch noch auf andere Kinder über.

In den 52 Familien, wo keine weiteren Erkrankungen stattgefunden hatten, waren 109 Geschwister, gleich 2,1 auf jedes kranke Kind, gesund geblieben. In dem anderen Drittel der Familien (26) erkrankten von 63 Geschwistern 34 = 54 Proz., also 2,4 Geschwister auf jedes kranke Kind. Wenn sie hierzu die anscheinend nicht disponierten Kinder hinzuzählten, so ergab sich, daß von 172 Geschwistern diphtheriekranker Kinder etwa 34 = 20 Proz. erkrankten.

Prip veröffentlicht einen weiteren Fall. Ein 8 jähriges Mädchen wurde auf Wunsch der Eltern 2 Monate nach dem Verschwinden der Beläge aus dem Spital entlassen, obwohl es noch Diphtheriebacillen im Rachen beherbergte. Einige Tage darauf bekam ein Knabe desselben Hauses Diphtherie, bald darauf auch seine Schwester und die Schwester der Rekonvaleszentin. Wahrscheinlich hat das aus dem Krankenhause allzufrüh entlassene Mädchen ihre anderen Spielkameraden infiziert. Besonders beweisend dafür ist noch jene Tatsache, daß die Kinder bereits am Tage der Entlassung der Patientin sich damit unterhielten, abwechselnd am Hahne der Wasserleitung in der Küche zu saugen.

Wagner berichtet über eine Familienendemie, wo unter 6 Personen sich bei 5 Diphtheriebacillen nachweisen ließen. Jedoch war bei einem nur die Diagnose durch den klinischen Befund möglich gewesen, bei den übrigen 4 jedoch nur durch den bakteriologischen. In dem einen Falle handelte es sich um eine typische Diphtherie, 2 mal um ganz leichte Angina lacunaris und 1 mal um eine isolierte katarrhalische Rhinitis. Auch die Mutter beherbergte Diphtheriebacillen in ihrem Rachen, jedoch ohne irgendwelche Erscheinungen; der Vater blieb ganz frei.

Weiter berichtet Sittler über einen Fall, wo ein 2jähriges Kind mit völlig gesunden Rachenorganen auf Wunsch der Eltern entlassen wurde. Es war vorher gebadet, hatte frische Wäsche erhalten, und die Mutter wurde darauf hingewiesen, es von anderen Kindern vorläufig fern zu halten. 5 Tage darauf erschien die Mutter des Kindes, die in der Zwischenzeit mit keinem Diphtheriekranken oder -verdächtigen zusammengekommen war, mit einer schweren Mandeldiphtherie in der Klinik. In den Belägen fanden sich Diphtheriebacillen fast in Reinkultur. Auf Befragen gab die Mutter an, das Kind öfters geküßt zu haben. Das Kind, das früher keine Diphtherie überstanden haben soll, blieb auch später gesund. Das Kind war also bei seiner Aufnahme immunisiert. Es hatte mit dem Eintritt der Immunität aber nicht die Fähigkeit verloren, andere Personen durch persistierende Bacillen zu infizieren.

Sodann hat Ustvedt die Fälle zusammengestellt, in denen aus dem Epidemiekrankenhause zu Christiania entlassene Rekonvaleszenten Ansteckungen in ihren Familien veranlaßten.

$$\begin{array}{llll}
1895 & \text{waren} & \text{es} & 6 \ \text{Fälle} \\
1896 & ,, & ,, & 4 \ ,, \\
1898 & ,, & ,, & 2 \ ,, \\
1899 & ,, & ,, & 2 \ ,, \\
1900 & ,, & ,, & 2 \ ,, \\
1901 & ,, & ,, & 8 \ ,, \\
1902 & ,, & ,, & 7 \ ,, \\
1903 & ,, & ,, & 25 \ ,, \\
\end{array}$$

Auch Nishino beschreibt einen Fall, wo ein Kindermädchen in einer adligen Familie innerhalb eines Jahres die Hausfrau nebst 3 Kindern infizierte. Trotz dauernder Desinfektion der Zimmer und Gebrauchsgegenstände, sowie Verbrennens der Kleider der Erkrankten hörten die Erkrankungen nicht auf. Erst nach Isolierung der Kinderwärterin traten keine Neuerkrankungen mehr auf. Ferner hat Nishino in größerem Maßstabe Untersuchungen in Familien vorgenommen. Bei 127 Familien, die er auf Diphtherie untersuchte, gelang es ihm, in 35 Familien, gleich 28 Proz., einen oder zwei Dauerträger nachzuweisen. Im ganzen hat er bei 41 unter 665 dieser Familienmitglieder, also ungefähr in 6 Proz., echte Diphtheriebacillen im Rachen nachgewiesen. Nach ihm sind die weiblichen Träger bedeutend in der Überzahl. Sie verhalten sich wie 9 zu 3. Am häufigsten erkranken jedoch die Geschwister und dann die Mütter. Die Verhältniszahlen sind nach ihm folgende:

$$\begin{array}{lr}
\text{Geschwister} & . \ . \ . \ 19 \\
\text{Mütter} & . \ . \ . \ . \ 12 \\
\text{Dienstmädchen} & . \ . \ 7 \\
\end{array}$$

Die Bacillen konnten überall durchschnittlich 10 Tage nachgewiesen werden. Auch hat er in 80 Familien von Diphtheriekranken 24 mal Bacillenträger gefunden, im ganzen bei 465 Personen 30. Die Persistenz schwankte zwischen 3 und 25 Tagen. Hauptsächlich waren es Kinder und Frauen. Die Resultate sind am besten aus der nachfolgenden Tabelle ersichtlich.

	Untersucht im ganzen	Bacillenträger gefunden bei	Bacillenträger in Proz.
Familien	80	24	30,0
Familienmitglieder . . .	465	30	6,4
darunter			
Geschlecht { männlich . (lauter Knaben)	226	6	2,6
{ weiblich .	239	24	10,0
Alter { unter 15 Jahren .	167	15	9,0
{ über 16 „ .	298	15	5,0

Zahlreiche Untersuchungen in Familien hat Scheller unternommen und hat dabei festgestellt, daß fast bei sämtlichen Mitgliedern einer Familie, in der ein Diphtheriefall vorgekommen war, früher oder später Bacillen auftreten.

Diphtheriebacillenbefund

bei der Lehrersfamilie Sch. bei der ein Kind an Diphtherie erkrankt gewesen war.

Namen	Alter Jahre	Klinische Diagnose	10. Juni	30. Juni	9. Juli	15. Juli	22. Juli	29. Juli	5. Aug.
Sch., Eva	7	Diphtherie bereits am 8. Juni abgelaufen	+	+	+	—	+	—	—
„ Klara . . .	$2^3/_4$	Gesund	—	—	—	+	—	—	—
„ Helene . . .	9	„	+	—	+	+	+	—	—
„ Herbert . . .	8	„	+	+	+	+	—	+	—
„ Arnim . . .	$1^1/_2$	„	—	—	—	—	—	—	—
„ Lehrer . . .	39	„		+	+	—	—	—	—
„ Lehrersfrau .	31	„	+	—	+	+	—	—	—
Dienstmädchen . .	17	„	—	—	—	—	—	+	—

Diphtheriebacillenbefund

bei der Lehrersfamilie Br., von der 3 Kinder erkrankt gewesen waren.

I. Untersuchung. 16. Dezember.

Namen	Alter Jahre	Klinische Diagnose	16. Dez.	14. Jan.	21. Jan.	28. Jan.	4. Febr.
Br., Helene . . .	8	Diphtherie am 12. Oktober.	+	—	+	—	—
„ Frieda	3	Diphtherie am 24. November.	+	+	—	—	—
„ Ida	13	Fieb., Kopfschmerz. (Diphtherie?) am 20. Oktober	—	—	—	—	—
„ Lehrer . . .	44	Gesund	—	—	+	+	—
„ Lehrersfrau .	?	„	—	+	—	—	—
„ Otto	6	„	—	—	+	+	—
„ Hugo	11	„	+	—	+	+	—
„ Eduard . . .	9	„	+	+	—	—	—

Diphtheriebacillenbefund

bei der Lehrersfamilie Wi., von der ein Kind Diphtherierekonvaleszent war.

Namen	Alter Jahre	Klinische Diagnose	Diphtheriebacillenbefund am		
			30. Nov.	23. Dez.	6. Jan.
Wi., Martin . . .	9	Abgelaufene Diphtherie	+	+	—
„ Lehrer . . .	36	Gesund	+	+	—
„ Lehrersfrau .	31	„	+	+	—
„ Johannes . .	$1^{1}/_{4}$	„	+	+	+

Gleichzeitig macht Scheller auf die Gefahr aufmerksam, die den Schulkindern von seiten infizierter Lehrer droht. Auch berichtet er über einige Fälle, wo Ärzte, als sie von Krankenbesuchen zurückkehrten, Bacillen auf ihre Kinder übertrugen, die bei diesen zu Erkrankungen führten.

Daß Übertragung durch einen Arzt möglich ist, bestätigt auch Malm. Er hatte bei einem diphtheriekranken Kinde eine Tracheotomie vorgenommen. Bei Eröffnung der Trachea wurde sein Gesicht mit Blut und Schleim bespritzt. Nach beendeter Operation hat er sich gründlich desinfiziert und seine Kleider gut gelüftet. Auf dem Heimwege wurde auf einem abwärts gelegenen Orte seine sofortige Hilfe in Anspruch genommen. Obwohl er diese verweigerte wegen einer eventuellen Infektion, bestand der Vater des Patienten doch darauf. Eine Woche später erkrankten der Patient und sein Bruder an Diphtherie. Außerdem kamen noch 2 weitere Fälle von Diphtherie im Orte vor, die von dieser Familie ausgingen.

Ferner berichten Foulerton und Hewellyn über einen Fall, wo ein Kind nach Entlassung aus der Pension, wo mehrere Fälle vorgekommen waren, die den Anlaß zum Schluß des Institutes gegeben hatten, die Diphtheriebacillen auf das Hausmädchen übertrug.

Auch in Bremen, wo im Zeitraum von $2^{1}/_{2}$ Jahren 2435 Personen aus der Umgebung Diphtheriekranker untersucht wurden, fanden sich, wie Büsing berichtet, bei 207 virulente Diphtheriebacillen.

Über ein größeres Untersuchungsmaterial von erfolgten Erkrankungen nach der Rückkehr aus dem Krankenhause in die Familie verfügt ferner Sörensen. In den Jahren 1898 bis 1909 wurden nach ihm aus dem Kopenhagener Krankenhause 7037 an Diphtherie Genesene entlassen. Von diesen sollen annähernd 700 noch Bacillenträger gewesen sein, aber nur 8 Neuerkrankungen bei ihren Familienangehörigen verursacht haben. Im ganzen beobachtete er 82 Verbreitungen in Familien, zu denen die Rekonvaleszenten zurückkehrten. Jedoch waren unter diesen 82 bei 73 nach 4 maliger Untersuchung an hintereinander folgenden Tagen keine Bacillen mehr vorhanden. Gewöhnlich erfolgten die Erkrankungen 4 bis 12 Tage nach Rückkehr in die Familie.

In neuester Zeit hat Conradi ausgedehnte Familienuntersuchungen in Halle vorgenommen, und zwar berücksichtigte er nur ärmere Familien mit notdürftig eingerichteter Wohnung, wo ein Kind mit überstandener

Diphtherie lag. Von allen in der Wohnung befindlichen Mitgliedern wurden Rachen- und Nasenabstriche gemacht. Auch aus seinen Ergebnissen geht wie bei Scheller hervor, daß selbst $2^1/_2$ Wochen nach dem ersten Krankheitsfalle sich bei allen Familienmitgliedern Diphtheriebacillen nachweisen ließen.

Umgebungsuntersuchungen bei Diphtheriekranken nach Conradi.

Familienmitglieder	Krankheitsbeginn	Zeitpunkt der Untersuchung	Klinischer Befund	Bakteriologischer Befund in		Schlußdesinfektion
				Rachen	Nase	
1. Mutter Werner		10. VI.	normal	+	+	steht aus
Kind Johanna, 4 Jahre		„	„	—	+	
„ Walter, 3 „	5. VI.	„	Rachen- u. Nasendiphtherie	—	+	
„ Luise, 2 „		„	leichter Schnupfen	—	+	
2. Vater Moritz		10. VI.	normal	—	+	steht aus
Mutter Moritz		„	„	—	+	
Kind Hilde, 7 Jahre .	2. VI.	„	Rachendiphtherie	+	+	
„ Charlotte, 9 Jahre		„	chronischer Schnupfen	—	+	
3. Mutter Leps		10. VI.	normal	—	+	steht aus
Kind Klara, 3 Jahre .	29. V.	„	Rach.- u. Kehlkopfdiphtherie	+	+	
„ Willi, 2 „ .		„	leichter Schnupfen	—	+	
4. Mutter Wengel		13. VI.	gesund	—	+	steht aus
Kind Helene, 11 Jahre	26. V.	„	von Rachendiphtherie Genesene, spielt auf der Straße.	—	+	
5. Mutter Ulscht		13. VI.	gesund	+	+	steht aus
Kind Rudolf, 11 Jahre	22. V.	„	völlig genesen	—	—	
6. Großmutter Ende . .		13. VI.	gesund	—	—	vorgenommen am 28. V.
Mutter Ende		„	„	+	+	
Kind Erich, 1½ Jahr .	11. V.	„	genesen v. Rachendiphth.; wird v. öffentl. Spielplatz in der Promenade herbeigeholt	+	—	
7. Mutter Koch		13. VI.	gesund	—	—	vorgenommen am 30. IV.
Kind Walter, 10 Jahre		„	„	—	—	
„ Johann, 7 „		„	„	+	+	
„ Frieda, 6 „		„	„	—	+	
„ Irmgard, 3 „	16. IV.	„	längst v. Rachendiphth. genes.	—	+	
„ Erich, 3 Monat .		„	gesund	—	+	

Die Diphtherieverbreitung durch Dauerträger in Schulen und geschlossenen Anstalten.

Relativ zahlreich sind auch die Durchuntersuchungen von Schulen und Schulklassen, in denen Diphtheriefälle vorkamen.

Bereits Flügge hat in seiner Arbeit über die Verbreitungsweise der Diphtherie in Breslau 1886 bis 1890 auf die Bedeutung, die der Schule für die Übertragung der Diphtherie zukommt, hingewiesen. Er konnte sich das häufige Auftreten der Erkrankungen in ganz bestimmten Teilen der Stadt nicht anders als durch den Einfluß der Schule erklären. Den wesentlichsten Teil macht nach ihm jedoch die Verbreitung in der Familie und in engbewohnten Häuserkomplexen aus.

Löffler hatte bei einer Schulepidemie in Greifswald Gelegenheit, zusammen mit Abel 160 Schulkinder bakteriologisch zu untersuchen. Es gelang ihm, kulturell bei 4 Kindern Diphtheriebacillen nachzuweisen. Eine sofortige Erkundigung in der Schule ergab, daß einer der Bacillenträger, der bei der Mundinspektion völlig gesund erschien, wegen Diphtherie fehlte. Der zweite saß mit einer larvierten Diphtherie unter seinen Mitschülern. Er zeigte eine leichte Angina, der vierte war völlig gesund. Die beiden letzten erkrankten nicht. Trotzdem verschwanden bei dem einen die Bacillen erst nach 8 Tagen.

Bei einer Diphtherieepidemie im Gymnasium zu Herlufsholm, wo 8 bakteriologisch nachgewiesene Erkrankungsfälle an Diphtherie vorgekommen waren, unternahm Fibiger weitere Umgebungsuntersuchungen. Er fand unter 134 Individuen, Schülern, Lehrern, Dienern und sonstigen Bewohnern des Fleckens, bei 8 Personen, darunter 3 Schülern, 5 Angestellten und Bewohnern typische Diphtheriebacillen. Die Epidemie, die trotz sofortiger Aufnahme der zuerst Erkrankten in ein Krankenhaus und wiederholter Desinfektion der Räume und Gebrauchsgegenstände nicht nachließ, verschwand jedoch, nachdem man die bacillenführenden Gesunden von der Schule entfernt hatte. Nach dieser Maßnahme wurde im Verlaufe von $1\,^{1}/_{2}$ Jahren kein Diphtheriefall mehr beobachtet. Keiner der Isolierten hat jemals äußerliche Symptome von Diphtherie gezeigt; trotzdem konnte auf ihrer Rachenschleimhaut in einer Zeit, die zwischen $^{1}/_{2}$ bis 2, 4 und 6, ja in einem Falle sogar bis 9 Monaten schwankte, Diphtheriebacillen nachgewiesen werden. Die Bacillen zeigten Meerschweinchen gegenüber volle Virulenz. Im ganzen wurden bei der Herlufsholmer, sowie auch bei den anderen Epidemien in Christiania und Stockholm bei ca. 70 Proz. scheinbar Gesunden Diphtheriebacillen im Schlunde gefunden.

Im Jahre 1898 führten Veesbrook, Wison, Mc. Daniel und Adair eine systematische bakteriologische Untersuchung einer Schule durch, wo eine epidemische Diphtherie ausgebrochen war. Von 478 Schülern wurden bei 172 Diphtheriebacillen gefunden. Unter diesen zeigten 68 das klinische Symptom der Diphtherie, 104 dagegen waren völlig gesund.

In einem adeligen Knabenpensionat bei Moskau, wo in kurzen Zwischenräumen 10 Diphtheriefälle vorgekommen waren, wurden unter der Leitung von Gabritschewsky 66 Schüler untersucht. Bei 21 wurden Diphtheriebacillen gefunden. Von den Schülern erkrankten später 2 an typischer Diphtherie. Nach Isolierung sämtlicher Infizierter erlosch die Epidemie.

In einem Mädcheninstitut in Moskau traten innerhalb eines Monats, von Mitte Oktober bis Mitte November, unter 230 Schülerinnen, sowie 115 Angestellten und deren Familien 18 Fälle von Diphtherie auf. Bei 50 Schülerinnen wurden bakteriologisch Diphtheriebacillen festgestellt. Sie wurden isoliert; 7 von ihnen erkrankten nachträglich an Diphtherie. Da sich die Epidemie immer weiter ausdehnte, schritt man zur Massenuntersuchung und stellte fest, daß auch ein Teil des Dienstpersonals

Bacillen trug. Um der Epidemie ganz Herr zu werden, wurde die Anstalt geschlossen. Nach Verlauf von 2 Monaten kehrten die Mädchen in größeren Partien von 30 bis 40 wieder zurück. Sie wurden alle sofort bakteriologisch untersucht und bei 10 unter ihnen wiederum virulente Diphtheriebacillen konstatiert. Nach ihrer Isolierung kamen keine Erkrankungen mehr vor.

Einen interessanten Fall berichtet ferner Cobbet. In Cambridge und Chesterton kamen 11 Fälle von Diphtherie vor, von denen 4 tödlich verliefen. Später wurde festgestellt, daß die Erkrankungen von einer Familie ausgingen, bei deren sämtlichen Mitgliedern sich Diphtheriebacillen im Rachen nachweisen ließen. Ein Knabe dieser Familie litt an Schnupfen, hinter dem sich eine Diphtherie verbarg. Er infizierte so in der Schule 9 von seinen Mitschülern. Auf Veranlassung der Gesundheitsbehörden wurde die Schule sofort geschlossen und der Rachenschleim sämtlicher Kinder untersucht. Alle mit Diphtheriebacillen Behafteten wurden bis zum Verschwinden derselben isoliert. In einem Falle dauerte dies bis über 2 Monate. Durch diese Maßnahmen gelang es, die Epidemie schnell zu beenden.

In Christiania untersuchte Geirsvold während einer größeren Epidemie im Jahre 1903 die Schüler einer Volksschule in einem Teile der Stadt, wo im Vorjahre eine Epidemie gehaust hatte, die aber jetzt ziemlich erloschen war. Im ganzen wurden 967 Kinder aus 27 Klassen untersucht. Bei 87 $= 9,2$ Proz. unter ihnen wurden Diphtheriebacillen gefunden. Teilweise wurden in den verschiedenen Klassen bis zu 7 Bacillenträger ermittelt. Bei diesen 87 Kindern wurden bei 22 fast nur Diphtheriebacillen gefunden. Nach $^1/_2$ Jahr wurden wiederum 178 Schüler aus 5 Klassen untersucht und 6 Bacillenträger festgestellt. Da alle Kinder nur einmal bakteriologisch untersucht sind, und die Kultur außerdem vom Pharynx entnommen ist, geben die Zahlen, wie Geirsvold selbst ausspricht nur ein Minimum an.

Ustvedt fand bei einer Untersuchung von 4277 Schulkindern 4,5 Proz. Bacillenträger.

Eine interessante Diphtherieepidemie hatte Petruschky im Jahre 1906 in Danzig-Langfuhr zu beobachten Gelegenheit. Weihnachten 1906 waren in einer dortigen Schule einige Diphtheriefälle vorgekommen, die sich allmählich immer mehr häuften. Ende Februar fehlten in einer Klasse bereits von 53 Kindern 17 wegen Diphtherie oder Mandelentzündung. Da man Keimträger vermutete, untersuchte man den Rachenschleim von 36 Kindern der beiden Unterklassen. Hierbei stellten sich bei 10 scheinbar gesunden Kindern auf der Rachenschleimhaut Diphtheriebacillen heraus. Hauptsächlich waren dieses Nachbarn erkrankter Kinder. Einige dieser hatten angeblich eine leichte Mandelentzündung durchgemacht, andere gaben an, nicht krank gewesen zu sein. Alle wurden sofort isoliert und die Schule geschlossen. Durch diese Mittel kam die Epidemie schnell zum Stillstand.

In einer Privatschule in Amsterdam traten vom Oktober 1906 bis März 1908 mehrere teils tödliche Fälle von Diphtherie auf. Trotz Ausschließens der erkrankten Kinder aus der Schule und Desinfektion der Schulräume kamen stets neue Fälle zur Beobachtung. Da man Bacillenträger vermutete, wurde auf Anraten Vervoorts eine genaue bakteriologische Untersuchung eingeleitet. Sie ergab bei 2 Lehrerinnen, die zu gleicher Zeit in mehreren Klassen unterrichteten, zahlreiche Diphtheriebacillen im Rachen. 60 Tage nach der ersten Untersuchung wurden bei ihnen noch Diphtheriebacillen gefunden. Zwei gesund gebliebene Hausgenossen von erkrankten Kindern zeigten ebenfalls Diphtheriebacillen. Bei ihnen hielten sie sich 12 bzw. 47 Tage. Bei Rekonvaleszenten konnten sie 47 Tage nach dem Verschwinden der Membranen noch nachgewiesen werden.

Arkwright untersuchte 591 Schüler bakteriologisch und fand bei 136 Diphtheriebacillen im Rachen, und zwar unter 183, die Krankheitserscheinungen im Halse gezeigt hatten, bei 55 = 30 Proz. und unter 408 völlig Gesunden bei 81 = 20 Proz. Bei der Virulenzprobe stellte er fest, daß im ganzen 35 Proz. Meerschweinchen von 250 g bei einer Injektion von 0,1 ccm einer 2 tägigen Bouillonkultur zu töten vermochten.

Ceradini und Isonni untersuchten den Rachenschleim der Schüler einiger Mailänder Schulen. In einigen waren Diphtheriefälle aufgetreten, andere waren seit längerer Zeit frei. In den Schulen, die kürzlich befallen waren, wurden 195 Kinder aus 5 Klassen untersucht. Bei 32 = 17 Proz. der Kinder ließen sich Diphtheriebacillen nachweisen. Von diesen waren 12 Fälle hochvirulent. In drei seit mehr als 2 Jahren diphtheriefreien Klassen wurden unter 112 Schülern 17 = 15 Proz. Bacillenträger ermittelt. Bei Lehrerinnen von 5 Klassen wurden niemals Bacillen gefunden. In einer Schule erkrankte die Nachbarin eines Kindes, das vor 15 Monaten Kehlkopfdiphtherie durchgemacht hatte und jetzt noch für Menschen sehr virulente Diphtheriebacillen im Rachen beherbergte.

Seydel untersuchte in Berlin in einer Knabenschule, wo in einer Klasse 2 Diphtheriefälle vorgekommen waren, sämtliche Mitschüler und fand, daß 72 Proz. der Kinder Keimträger waren. Bei den meisten bestand jedoch eine Hypertrophie der Mandel.

Wie Gürtler berichtet, war in der Stadt Hannover im Jahr 1908 eine Diphtherieepidemie ausgebrochen, die innerhalb eines halben Jahres zu 929 Erkrankungen führte. Hiervon betrafen 736 Fälle Kinder unter 15 Jahren; nur 193 waren älter. Fast die Hälfte sämtlicher Erkrankter, 464, waren Schulkinder. Von 142 Fällen fanden sich bei der Nachuntersuchung noch bei 45 Bacillen. Bis auf 12 Kinder mußten jedoch alle auf Verlangen entlassen werden. Diese wurden in 4- bis 6 tägigen Zwischenräumen untersucht und es waren:

1 Knabe	3	Tage nach der ersten Untersuchung bacillenfrei					
1 „	5	„	„	„	„	„	„
2 Knaben	6	„	„	„	„	„	„
2 „	7	„	„	„	„	„	„
2 „	8	„	„	„	„	„	„

1 Knabe 10 Tage nach der ersten Untersuchung bacillenfrei
1 „ 12 „ „ „ „ „ „
1 „ 21 „ „ „ „ „ „
1 „ 25 „ „ „ „ „ „

Seligmann berichtet von einer Klassenepidemie, wo kurz nach-einander 2 Knaben erkrankt waren, von denen der eine sich übergeben hatte. Da man vermutete, daß durch diesen Zwischenfall die ganze Klasse infiziert sei, wurde eine genaue Untersuchung vorgenommen. Von 46 Kindern wiesen 33 Bacillen auf. Die Kinder wurden sofort nach Hause geschickt und dazu angehalten, fleißig Mundspülungen vor-zunehmen. Bei einer zweiten Untersuchung nach 8 Tagen konnten dann nur noch 10 Bacillenträger gefunden werden. Nach 14 Tagen waren auch sie bacillenfrei.

In einer anderen Berliner Gemeindeschule war in einer Mädchen-klasse eine kleine Diphtherieepidemie entstanden, worauf sofort die Schule geschlossen wurde. Da die Schule bald in ein anderes Gebäude verlegt werden sollte, wünschte der Schularzt vor dem Umzuge eine genaue bakteriologische Untersuchung aller Schülerinnen, um keinen Infektionsstoff mit in das neue Gebäude zu nehmen. Von 51 Kindern zeigten 9, ohne selbst krank zu sein Diphtheriebacillen. Die Kinder wurden sofort vom Schulbesuch ferngehalten und so eine weitere Ver-breitung der Krankheit vermieden. Bei 2 Kindern konnten Bacillen bis zum 42. Tage nachgewiesen werden.

In einer weiteren Schule waren 8 Kinder an Diphtherie bzw. an Halsentzündung erkrankt. Trotzdem die Schule sofort geschlossen wurde, folgten bald weitere 4 Fälle. Nach Beginn der Schule, nach einer Woche, traten sofort 3 neue Fälle auf. Jetzt ging man daran, sämt-liche Schülerinnen und Lehrerinnen zu untersuchen. Im ganzen wur-den unter 43 Personen 8 Bacillenträger ermittelt. Aus dieser hohen Zahl ging nun ganz deutlich hervor, weshalb die Epidemie nicht auf-hören wollte. Zu Schulbeginn haben voraussichtlich die gesunden Ba-cillenträger die Krankheit aufs neue verbreitet. Die betr. Kinder wurden isoliert, und die Epidemie hörte auf.

In Halle waren während der Jahre 1906 bis 1908 fast 3 Proz. aller Schüler an schwerer oder leichterer Diphtherie erkrankt. Da nun Drigalski den Dauerträgern eine große Bedeutung bei der Verbrei-tung der Diphtherie beimißt, hatte er im dortigen hygienischen Institut während der Jahre 1908 bis 1912 bei Kindern 2812 Nachuntersuchungen angestellt.

Mit der
1. Nachuntersuchung waren noch Bacillen nachweisbar bei 312 Kindern
2. „ „ „ „ „ „ 100 „
3. „ „ „ „ „ „ 43 „
4. „ „ „ „ „ „ 23 „
5. „ „ „ „ „ „ 12 „
6. „ „ „ „ „ „ 7 „

7. Nachuntersuchung waren noch Bacillen nachweisbar bei 5 Kindern
8. „   „   „   „   „   „   „   1   „
9. „   „   „   „   „   „   „   1   „
11. „   „   „   „   „   „   „   1   „
13. „   „   „   „   „   „   „   1   „
15. „   „   „   „   „   „   „   2   „

Von den 2812 Nachuntersuchungen brauchten nur 6 Kinder 4 Wochen und länger nach der Genesung vom Schulbesuch ferngehalten werden. Nur in einem Falle währte die Ausscheidung und auch Aussperrung 3 Monate.

Drigalski hatte auch Gelegenheit, bei den Schulkindern und deren Angehörigen ausgedehnte Umgebungsuntersuchungen vorzunehmen. Von 986 Personen, die der Ansteckung ausgesetzt waren, ließen sich bei 253, also bei etwas mehr als 25 Proz., Diphtheriebacillen nachweisen. Von diesen 253 wiesen jedoch 63,2 Proz. die Keime nur eine Woche auf und bei 9,4 Proz. waren sie nicht länger als $2^1/_2$ Wochen nachweisbar, jedoch sind auch Fälle bis $9^1/_2$ Wochen beobachtet worden. Im allgemeinen halten sich aber nach ihm die Bacillen bei gesunden Trägern nur kurze Zeit.

Drigalski führt das Abnehmen der Fälle von 1392 im Jahre 1906 auf 578 im Jahre 1911 hauptsächlich auf die systematische Bekämpfung in der Schule zurück, da diese in Halle 15 Proz. aller Fälle liefert.

Der Rückgang der Fälle seit der systematischen Bekämpfung geht am deutlichsten aus seiner Tabelle hervor:

Im Jahre 1906 wurden 1302 Diphtheriefälle beobachtet
„   „   1907   „   1550   „   „
„   „   1908   „   1283   „   „
„   „   1909   „   922   „   „
„   „   1910   „   822   „   „
„   „   1911   „   578   „   „

In Wirklichkeit ist jedoch der Unterschied der Zahlen nach Drigalski in Halle noch größer, da jetzt noch mehr als früher nach Bacillenträgern gefahndet wird, die in diesen Angaben mitenthalten sind.

Desgleichen berichtet H. Fayrer von einer Epidemie in einer Unterrichtsanstalt. Hier waren 7 Diphtheriefälle vorgekommen. Eine Untersuchung sämtlicher 600 Zöglinge ergab 180 Keimträger.

Frank schreibt von einer Schulepidemie in einer Mädchenschule, in Charlottenburg, wo von November bis Dezember 1911 mehrere Diphtheriefälle aufgetreten waren. Er untersuchte, da stets neue Fälle auftraten, 573 Kinder und ermittelte unter ihnen 31 Bacillenträger. Auch konnte er hierbei feststellen, daß in Klassen, wo keine oder weniger Erkrankungen vorkamen, auch die Bacillenträger fehlten. Der größte Teil der Kinder war bereits nach 8 bis 14 Tagen bacillenfrei. Jedoch konnte er auch beobachten, daß es in einigen Fällen 3 bis 6 Wochen dauerte. In einem Falle konnte er die Keime ein halbes Jahr lang beobachten. Die Hauptschuld an der Verbreitung mißt er deshalb den Rekonvaleszenten mit lange persistierenden Bacillen bei, weniger den gesunden Bacillenträgern. In einer Knabenschule ermittelte er unter 39 Kindern 11 Keimträger.

Ferner hat in der neuesten Zeit Schrammen in einem Kölner Schulbezirk, wo zurzeit keine Häufung von Diphtheriefällen und verdächtigen Halsentzündungen bestand, Untersuchungen vorgenommen. Die Schule selbst war völlig frei von Diphtherie. In der Mädchenschule wurden bei 340 Untersuchungen 37 Bacillenträger = 10,8 Proz., in der Knabenschule bei 364 Untersuchungen 22 Bacillenträger = 6,3 Proz. ermittelt.

Die 59 Bacillenträger verteilen sich auf 44 Familien, von denen 19 nur 1 Kind in der Schule hatten. In den übrigen 25 Familien hatte bei 11, also bei 44 Proz., wie die späteren Kontrolluntersuchungen der Geschwister von Bacillenträgern aller Klassen ergab, eine Verbreitung auf keimfreie schulpflichtige Geschwister stattgefunden.

Jedenfalls wurden innerhalb eines Schuljahres in einer Knaben- und Mädchenschule in allen Klassen Diphtheriebacillenträger gefunden, bei den Mädchen im Durchschnitt 10,8 Proz., mindestens 5,8 Proz. und höchstens 25,5 Proz., bei den Knaben durchschnittlich 6,3 Proz., mindestens 3,2 Proz., höchstens 21,0 Proz. Trotzdem wurde während der ganzen Zeit kein Diphtheriefall beobachtet.

Die Diphtherieverbreitung durch Dauerträger in Krankenhäusern.

Die Untersuchungen von Krankenanstalten ergaben folgende Resultate:

E. Müller hat in der Heubnerschen Kinderklinik zahlreiche Nachforschungen über das Vorkommen von Diphtheriebacillen in der Mundhöhle von nichtdiphtherischen Kindern angestellt. Er hat 100 verschiedene Patienten, die an irgendwelchen anderen Erkrankungen im Mädchensaale der inneren Abteilung lagen, untersucht. Unter diesen konnte er 24 feststellen, die mit Diphtheriebacillen behaftet waren, ohne daß sich bei ihnen jemals eine Veränderung der Mund- und Rachenschleimhaut hätte nachweisen lassen. Von diesen waren 14, wie später festgestellt wurde, in dem Saale selbst erst infiziert worden. Was das Persistieren der Bacillen anbetraf, so beherbergten die Kinder oft wochenlang Bacillen im Munde. Ein Fall wurde beobachtet, wo bei einem Kinde, ohne den geringsten Nachteil für sein Wohlergehen die Bacillen $2^1/_2$ Monate nachweisbar waren.

Über ähnliche Resultate bei einer Massenuntersuchung in einem Scharlachpavillon berichtet Aaser. Es erkrankte ein Rekonvaleszent an Diphtherie; man entschloß sich zu einer bakteriologischen Untersuchung aller Kinder, bei der bei 20 Proz. Diphteriebacillen im Schlunde gefunden wurden, die 3 bis 4 Wochen hindurch auf den gesunden Schleimhäuten verweilten. 3 Kinder erkrankten nachträglich an Diphtherie. Die übrigen hingegen zeigten nur eine schwache Rötung des Rachens. Später, bei einem nochmaligem Auftreten der Diphtherie in dieser Abteilung, wurden bei 9 von 29 Kindern Diphtheriebacillen gefunden.

Auch Gabritschewsky konnte das gleiche in einem Kinderasyl, wo mehrere Erkrankungen vorgekommen waren, beobachten. Trotz des sofortigen Überführens der Erkrankten ins Hospital hörten die Erkrankungen nicht auf. Jetzt untersuchte man sämtliche Insassen des Asyls und fand bei 2 Knaben, die angeblich nie Diphtherie gehabt hatten, im Rachen virulente Diphtheriebacillen. Nach Isolierung dieser beiden Kokkenträger und gründlicher Desinfektion des ganzen Saales und der Wäsche kam die Epidemie zum Stillstand.

Ähnliches weiß Kuno von einer Hospitalepidemie zu berichten, wo in kurzer Zeit 16 Fälle von Diphtherie auftraten, ohne daß die Ursache näher hätte ergründet werden können. Trotz Isolierung der erkrankten Kinder, mehrtägiger Sperrung und Desinfektion der Krankensäle konnte die Epidemie nicht zum Stillstand gebracht werden. Schließlich kam man auf Anraten dazu, die gesunde Umgebung der Kinder auf Diphtheriebacillen zu untersuchen. Hierbei wurden bei einer Krankenschwester, die schon längere Zeit an einem chronischen Halskatarrh litt, im Rachenschleim virulente Diphtheriebacillen gefunden. Die Schwester wurde jetzt entfernt, und hierauf wurde kein weiterer Fall beobachtet. Man kann also hier wohl annehmen, daß die Schwester allein die Verbreiterin des Infektionsstoffes gewesen ist. Auch wird man in dieser Meinung noch bestärkt, da nachträglich festgestellt wurde, daß sich die Verbreitung der Diphtherie genau an den Dienstgang der Schwester in den einzelnen Abteilungen des Hospitals gehalten hat.

Einen ähnlichen Fall berichtet auch Escherich. In der Grazer Kinderklinik wurde bei einer Wärterin der medizinischen Abteilung katarrhalischer Zustand der Rachenschleimhaut beobachtet, wobei Wochen hindurch virulente Diphtheriebacillen nachweisbar waren. Auch hier hatten bei den ihr anvertrauten Kindern zahlreiche Infektionen stattgefunden.

Ebenso hat Stadler in Zürich in einem privaten Säuglingsheim und in einer Kinderkrippe unter 464 Kindern 6 Fälle, gleich 1,29 Proz., gesunde Keimträger gefunden. Es waren alles typisch virulente Diphtheriebacillen und die Kinder mindestens 6 Wochen nach der vorgenommenen Untersuchung noch völlig gesund.

Im St. Georg-Krankenhaus in Hamburg führte Lippmann von Ende Januar bis Ende April 1910 zahlreiche Untersuchungen aus. Er fand innerhalb von 14 Tagen bei 250 Personen die Hälfte mit Diphtheriebacillen behaftet, ohne daß sich bei diesen irgendwelche Erkrankungen von Diphtherie zeigten. Dagegen erkrankten an Diphtherie während dieser Zeit 5 vom Pflegepersonal und 11 Patienten, die wegen anderer Krankheiten sich im Spital befanden.

Eine Pflegerin, die an einer schwachen Halsentzündung litt und Bacillenträgerin war, wurde von der Kinderstation auf die Männerstation versetzt. Sofort traten hier, wo nie Diphtherie geherrscht hatte, verschiedene Fälle auf.

Des weiteren berichtet er einen Fall, wo ein Stationsmädchen von einer Bacillenträgerin im Badehause infiziert wurde, diese dann die Diphtherie in eine ganz andere Abteilung verschleppte und dort ihre Nachbarin infizierte. Desgleichen gibt er viele andere Fälle an, wo Kinder Diphtherie auf Pflegerinnen übertrugen und diese sie dann in ihrer Schlafabteilung weiterverbreiteten. Die Wärterinnen, die Bacillenträgerinnen waren, wurden isoliert oder auf einer Diphtheriestation verwendet; als sie jedoch nach 4 Wochen angaben, die Isolation nicht länger ertragen zu können, wurden einige wieder zum Dienst zugelassen. Hierauf nahmen auch sofort wieder die Diphtheriefälle bedeutend zu.

In einem Kinderheime in der Nähe Berlins, wo öfters Diphtherieerkrankungen vorgekommen waren, wurde, wie Seligmann angibt, eine Untersuchung des gesamten Personals vorgenommen. Im ganzen geschah dies bei 126 Personen. Unter diesen befanden sich 13 Bacillenträger, also ungefähr 10 Proz., unter ihnen auch eine Pflegerin, bei der die Bacillen bis zu 9 Monaten nicht weichen wollten. Man schritt zu einer Isolierung sämtlicher Erkrankten und Bacillenträger. Der Erfolg war tadellos. Innerhalb von 9 Monaten wurde nur wieder ein einziger Fall beobachtet.

In einem anderen Kinderheim, wo sich die Ansteckungen ganz besonders häuften, wurden bei 27 Personen 10 Bacillenträgerinnen unter dem Pflegepersonal gefunden. Hier war es natürlich unmöglich, alle zu isolieren. Jedoch wurde das Pflegepersonal angehalten, die nötige Vorsicht beim Umgange mit den Kindern anzuwenden.

Sehr interessant sind ferner die Beobachtungen, die S. in einem Kinderhause machte, wo besonders im Herbst und Winter auf der Station für Säuglinge und kleine Kinder voreinzelte Diphtheriefälle vorkamen. Hauptsächlich erkrankten die Kinder, die durch einen Grippeanfall geschwächt waren. Da man Bacillenträger vermutete, wurde eine genaue Untersuchung vorgenommen, und es zeigte sich folgendes:

Säuglingshaus II . .	1 Diphtheriefall	1	Bacillenträger
„ I . .	2 Diphtheriefälle	4	„
Kinderstation IV . .	4 „	6	„
„ III . .	4 „	10	„
„ V . .	8 „	18	„

Hieraus ersieht man deutlich, daß eine zahlenmäßige Abhängigkeit zwischen Krankheitsfällen und Bacillenträgern besteht. Je höher die Zahl der Erkrankungen war, desto höher war auch die Zahl der Keimträger.

Die Verbreitung war hier wohl teils durch zu früh entlassene Kinder, die vorher Diphtherie durchgemacht hatten und noch Bacillenträger waren, erfolgt, teils hatte wieder das Pflegepersonal, auf das man gerade in Kinderasylen besonders achten muß, da ja bekanntlich Kinder viel leichter zu Infektionen neigen als Erwachsene, zur Weiterverbreitung der Diphtherie beigetragen. Da auch hier zu den bekannten Schutzmaßregeln gegriffen wurde, kamen in den nächsten Monaten nur 2 weitere

Erkrankungen vor. Auf den anderen Stationen dagegen, wo man noch nicht so vorgegangen war, ereigneten sich in derselben Zeit 45 Fälle. Die Bacillen waren im allgemeinen bald verschwunden. Jedoch kamen auch Kinder vor, bei denen sie sich 1 bis 2 Wochen, öfters auch 50 bis 100 Tage hielten. In einem Falle persistierten die Bacillen sogar 205 Tage. In einigen Fällen wurden die Bacillen nach 3 bis 5 monatiger Ausscheidung auf ihre Virulenz geprüft. Die Meerschweinchen starben stets in wenigen Tagen an den typischen Erscheinungen.

Frank untersuchte in der Kinderabteilung des städtischen Bürgerhauses in Charlottenburg, wo unter 35 Kindern 13 an Diphtherie erkrankt waren, diese, sowie sämtliche Wärterinnen. Er konnte so unter den Kindern und ihrem Pflegepersonale 5 Bacillenträger ermitteln, unter ihnen eine Pflegerin. Nach Isolierung aller Bacillenträger kam die Epidemie zum Stillstand. Auch stellte Frank in einem Kinderasyl mehrere Untersuchungen an, deren Resultate am besten aus der folgenden Tabelle hervorgehen.

	Bestand	Zahl der Diphtherieerkrankungen	Dauerausscheider bzw. Bacillenträger
Januar 1911	48	2	14
Februar „	44	—	—
März „	51	—	—
April „	55	2	7
Mai „	46	—	10

In der neuesten Zeit hat Schanz in der Teuffelschen Poliklinik zu Dresden zahlreiche Untersuchungen angestellt. Hierbei hat sich nach diesem Autor ergeben, daß 47 Proz. der Kinder und 20 Proz. der Säuglinge des Säuglingsheims Diphtheriebacillen auf den Schleimhäuten des Rachens und der Nase beherbergten. In Wirklichkeit ist jedoch nach seinen Angaben der Prozentsatz noch höher anzunehmen, da die Kinder nur einmal untersucht und die Schleimhäute des Rachens und der Nase nur oberflächlich abgestrichen wurden. Bei Berücksichtigung der Drüsenöffnungen usw. würden nach ihm sicherlich noch viel höhere Resultate erzielt worden sein.

Die Diphtherieverbreitung durch Dauerträger in Kasernen.

Resultate der Untersuchungen von Militärpersonen ergaben folgendes Bild.

In der Kavalleriekaserne zu Christiania war ein schwerer Fall von Diphtherie vorgekommen. Obwohl der Patient sofort nach dem Epidemiekrankenhause geschafft wurde, sein Zimmer sowie seine Gebrauchsgegenstände und seine Wäsche gründlich desinfiziert worden waren, traten weitere Fälle auf. Auch das Umquartieren der Mannschaften konnte der Diphtherie keinen Einhalt tun, wie Aaser berichtet. Schließlich untersuchte man die 89 in der Kaserne befindlichen Soldaten, und dabei wurden bei 17 Diphtheriebacillen von beträchtlicher Virulenz gefunden. Diese 17 Mann wurden isoliert. Einer von ihnen erkrankte am nächsten

Tage an schwerer Diphtherie, zwei andere zeigten lacunäre Anginen, bei den übrigen 14 bestand eine Rötung des Rachens, und zwar bis zum Verschwinden der Diphtheriebacillen, das sich 3 bis 4 Wochen hinzog. Ihr sonstiges Wohlbefinden war jedoch nicht gestört. Durch die Isolierung kam die Epidemie zum Stillstand.

Sehr interessant sind die Untersuchungen Thure Hellströms bei der Epidemie, die im Herbst 1894 bei der Leibgarde Svea ausgebrochen war. Dort kam Mitte Dezember ein typischer Fall von Diphtherie vor. Innerhalb zweier Monate waren bereits 25 weitere Fälle zu verzeichnen. Da trotz der sofortigen Desinfektion die Epidemie nicht aufhörte, vermutete er Bacillenträger. Er untersuchte 15 Gardisten, die eine schwache Rötung des Rachens zeigten, und fand bei 3 derselben echte Diphtheriebacillen.

In das Stockholmer Epidemiehospital wurde kurz darauf ein Dienstmädchen mit schwerer Diphtherie gebracht. Über die Art der Ansteckung war man sich absolut nicht klar, weder bei ihrer Herrschaft noch bei ihren Verwandten waren Fälle von Diphtherie vorgekommen. Schließlich brachte man in Erfahrung, daß das Mädchen mit einem Gardisten der Svea-Leibgarde verlobt war. Ganz klar war dann auch der Beweis, als man auf der Rachenschleimhaut des sonst gesunden Gardisten zahlreiche Diphtheriebacillen fand. Hierauf untersuchte man sämtliche 786 Soldaten, und man war erstaunt, unter ihnen 151 Bacillenträger mit virulenten Bacillen zu finden. Die Träger wurden isoliert und allmählich wieder entlassen. 3 bis 4 Wochen nach Beginn der Isolierung wurde ein junges Mädchen, das an Diphtherie erkrankt war, ins Spital eingeliefert. Es war die Tochter eines Sergeanten der Leibgarde, der trotz strengen Verbotes seine Familie besucht hatte. Seine Frau zeigte ebenfalls Bacillen, erkrankte jedoch nicht. Auch blieb ihr kleines Kind völlig frei von Bacillen. Die Bacillenträger wurden dem Spital überwiesen, und so erlosch die Epidemie. Nach einem halben Jahre untersuchte man nochmals die nunmehr 1011 Mann starke Truppe und fand jetzt nur 2 Bacillenträger. Sie wurden sofort dem Spital überwiesen und bald, ohne erkrankt zu sein, bacillenfrei entlassen.

Ferner stellten Simonin und Benoit in Lyon im Jahre 1896 Untersuchungen über das Vorkommen der Diphtherie in Kavallerieregimentern an. Unter 108 Soldaten zeigten 11 ausgesprochene Diphtherie, 23 litten an larvierter Diphtherie, hiervon 12 mit und 11 ohne Angina catarrhalis. Bei völlig ausgesprochener Diphtherie verweilten die Bacillen im Durchschnitt 34 Tage auf der Rachenschleimhaut, bei larvierter Diphtherie mit Angina 62 Tage und ohne Angina bis zu 83 Tagen.

Im Kadettenkorps in Potsdam stellten Hasenknopf und Rotta die Anwesenheit von Löffler-Bacillen im Nasen-Rachenraum von 177 Kadetten fest. Sie fanden Diphtheriebacillen stets nur bei Rekonvaleszenten, niemals bei einem Gesunden. Jedoch haben sie die Bacillen bei den Rekonvaleszenten noch nach 4, bzw. 8 und 9 Wochen nachgewiesen.

Ferner hat Otto bei seinen Untersuchungen im X. Armeekorps in Hannover zahlreiche Bacillenträger gefunden. Er konnte in den Kasernenstuben, die durchschnittlich mit 10 bis 12 Mann belegt waren, häufiger 3 bis 5, ja in einem Falle sogar 8 Bacillenträger unter 12 Leuten nachweisen. Im ganzen wurden während der Epidemien 1908/09 und 1909/10 unter rund 200 Infektionen 68 klinisch gesunde Bacillenträger ermittelt. Jedoch ließ sich eine ganz scharfe Trennung nicht immer durchführen, da sich häufig ermittelte Bacillenträger am nächsten Tage als krank erwiesen, während andere, die wegen leichter Halsrötung dem Lazarett überwiesen wurden, sich nur als Bacillenträger herausstellten. Einzelne der Bacillenträger erkrankten nachträglich im Lazarett während der gewöhnlichen Inkubationszeit von 2 bis 5 Tagen. In einem Falle erst am 14. Tage. Die Entkeimung der klinisch gesunden Bacillenträger gelang oft sehr spät. Im Durchschnitt dauerte sie 20 Tage, gegenüber 40 Tagen bei Erkrankten.

Ferner berichtet Bischoff über eine Epidemie bei einem Füsilier-bataillon, wo während eines Sommers trotz dauernder Desinfektion 21 Diphtheriefälle vorkamen. Schließlich entdeckte man in der Kantine

Autoren	Zahl der untersuchten Fälle	Positive Befunde bei	Bemerkungen
Williams	6	2 = 33,3 Proz.	Umgebungsuntersuchungen in Familien.
Kober	118	15 = 12,7 „	
Wagner	6	5 = 83,3 „	
Nishino	665	41 = 6,0 „	
Scheller	—	38,0 „	
Conradi	986	253 = 26,0 „	
Löffler	160	4 = 2,5 „	In Schulen.
Fibiger	130	8 = 6,0 „	
Kober	600	15 = 2,5 „	
Veesbrook, Wison, Mc Daniel, Adair	478	172 = 3,6 „	
Gabritschewsky	66	21 = 3,4 „	
	245	50 = 2,08 „	
Geiersvold	967	87 = 9,0 „	
Ustvedt	4277	191 = 4,4 „	
Arkwright	408	81 = 19,8 „	
Ceradini, Isonni	112	17 = 15,0 „	
Seydel	—	72,0 „	
Seligmann	46	33 = 71,7 „	
Schultz	2657	213 = 8,0 „	
Fayrer	600	180 = 30,0 „	
Schrammen	340	37 = 10,8 „	Bei Mädchen.
	364	22 = 6,0 „	„ Knaben.
Hübner	100	24 = 24,0 „	Umgebungsuntersuchungen in Krankenanstalten.
Aaser	100	24 = 24,0 „	
Lippmann	250	50,0 „	
Schanz	—	47,0 „	Bei Kindern.
	—	20,0 „	„ Säuglingen.
Aaser	89	17 = 19,0 „	Beim Militär.
Thure Hellström	786	151 = 19,2 „	
Otto	200	68 = 34,0 „	
Roussel, Lesterlin, Sicre	715	162 = 23,0 „	

einen Verkäufer, der niemals krank gewesen und seiner Meinung nach auch nie mit Diphtheriekranken in Berührung gekommen war, als Bacillenträger. Er wurde darauf entfernt, und die Erkrankungen hörten auf.

Desgleichen waren in einem Trainbataillon im Herbst 1910 mehrere Fälle auf Infektion durch Bacillenträger zurückzuführen. Auch kam eine Epidemie, die in einem Schützenbataillon im Sommer 1911 ausgebrochen war, durch Isolierung zweier Bacillenträger zum Stillstand.

Auf dem Schießplatz Thorn war eine Epidemie ausgebrochen, an der neben 5 Offizieren und einem Vizefeldwebel, die an Diphtherie erkrankt waren, noch 30 Offiziere und Vizefeldwebel Mandelentzündung durchzumachen hatten. Es zeigte sich, daß der Koch und das Kind der Wirtin in der Offiziersspeiseanstalt vorher an Mandelentzündung gelitten hatten. Von diesen ist wahrscheinlich die Epidemie ausgegangen.

Zur besseren Übersicht sind nochmals die Resultate der Umgebungsuntersuchungen in vorstehender Tabelle in chronologischer Reihenfolge übersichtlich dargestellt.

Bekämpfung des Dauerträgerzustandes durch Chemikalien.

Schon in früheren Zeiten, bevor man über das Wesen und die Entstehung der Diphtherie genauer unterrichtet war, wurden zahlreiche lokale Mittel angewandt, um die Membranen zum Abheilen zu bringen. So waren hauptsächlich Jod, Höllenstein, chlorsaures Kali, übermangansaures Kali, Chlor, Brom und ähnliche Mittel benutzt worden.

Löffler weist bereits im Jahre 1883 gleichzeitig mit der Entdeckung des Diphtheriebacillus auf eine lokale Behandlung hin, und erachtet eine frühzeitige Desinfektion der ergriffenen Körperhöhlen und eine möglichst ausgiebige Entfernung der Krankheitsprodukte an ihrem primären Sitze für unbedingt notwendig. Später war er es auch wieder, der zahlreiche Versuche mit den verschiedensten Desinfektionsmitteln anstellte, indem er sie im Reagensröhrchen auf Diphtheriebacillenkulturen wirken ließ. Er kam jedoch zu dem Ergebnisse, daß die meisten bekannten Mittel viel zu langsam wirken, um in der Praxis Verwendung finden zu können. So gebrauchte z. B. Sublimat in einer Konzentration von 1:10000 bis 1:15000 10 Sekunden, um die Abtötung einer Diphtheriebacillenkultur zu erzielen. Ebenso ungünstig waren die Resultate mit Quecksilbercyanid 1:8000 bis 1:10000, Chloroformwasser mit einem Teile Chloroform in 100 Teilen Wasser, Thymol 1 in 5000 Teilen 20proz. Alkohols. Keine günstigeren Erfolge hatten auch die Einwirkung von Dämpfen des Benzol, Toluol, Phenetol, Anisol, Apfelsinenschalenöl, Citronenöl und Eucalyptusöl. Schließlich gelang es ihm nach weiteren Versuchen, zu ergründen, daß eine Mischung von 64 Volumteilen Alkohol und 36 Volumteilen Toluol oder Benzol besonders wirksam sei. Noch besser gestaltete sich die Wirkung unter Hinzufügen von 4 Volumteilen Liquor ferri sesquichlorati

Durch diese Mischung gelang es Löffler, dicke, vollentwickelte Diphtheriebacillenkulturen innerhalb 5 Sekunden zum Absterben zu bringen. Auch Meerschweinchen, denen eine Öse einer Diphtheriekultur unter die Haut eingeführt wurde, konnten selbst nach 4 Stunden, bei Anwendung von 1 ccm dieser Lösung an derselben Stelle, gerettet werden.

Die heilende Wirkung des Mittels beruht nach ihm vor allen Dingen auf der außerordentlich starken wasserentziehenden Wirkung, die es den heilsamen Substanzen gestatte, sehr tief in das Gewebe einzudringen. So vermöchten z. B. 100 ccm der Mischung ca. 16 ccm Wasser aufzunehmen. Das Mittel, das eine membranlösende Wirkung ausübt, muß nach Löffler bis zum völligen Verschwinden der Membranen dreimal stündlich angewandt werden. Noch intensiver ist nach Löffler die Wirkung, wenn man einen mit diesem Mittel getränkten Wattebausch ca. 10 Sekunden mittels einer Pinzette auf die Tonsillen appliziert. Da diese Flüssigkeit oft heftige Schmerzen verursacht, empfiehlt er in solchen Fällen einen Zusatz von 10 Proz. Menthol. Zur Bekämpfung der Fäulnisprozesse in der Mundhöhle empfiehlt er an Stelle des Eisenchlorids einen Zusatz von 2 bis 3 Proz. Kreolin oder Metakresol.

Auch waren bereits von anderen Autoren weitere Heilmittel vorgeschlagen, so empfahl Behring das Jodtrichlorid und Chlornatriumchlorid, Wilhelmy das 20 proz. Chlorzink, Heubner das Lysol, v. Pulawsky das Jodoform, Jaenicke das Pyoktanin. Wenn auch anfangs hier und da über gute Erfolge dieser Mittel, besonders des Löfflerschen Toluol-Menthol-Alkohols, berichtet wurde, so erwiesen sie sich jedoch auf die Dauer als nicht genügend brauchbar.

In späterer Zeit ging dann Fibiger dazu über, außer den bereits angeführten Medikamenten eine Nasendusche mit Salzwasser, dem ein wenig Carbolwasser (1 Proz.) hinzugesetzt war, anzuwenden. Auch versuchte er durch Ausspritzen der Mund- und Rachenhöhle mittels einer Irrigatorspritze, die am Wasserleitungshahn befestigt war und aus der in einem ca. $2^1/_2$ m langen Strahle das Wasser ausströmte, durch diese Gewalt und die gleichzeitige Menge des verwendeten Spülwassers, die annähernd 10 Liter betrug, die Bacillen hinwegzuschwemmen. Alles war jedoch ohne wesentlichen Erfolg.

Ausgedehntere Untersuchungen führte in neuerer Zeit wiederum Näther aus. Er fand bei seinen Reagensglasversuchen neben der Borsäure das 3 proz. Wasserstoffsuperoxyd als besonders dazu geeignet, eine schnelle und sichere Abtötung der Diphtheriebacillen zu erzielen. Bei der praktischen Anwendung jedoch stellte sich der sonstigen guten Wirkung ein Hindernis entgegen, das Näther sich durch die die Bacillen schützende Wirkung des Schleimes zu erklären suchte. Er vermischte daher Diphtheriebacillen mit Mundschleim und fand so im Reagensglas, daß eine 1 proz. Lösung von Hirschhornsalz den gewünschten Zweck erfüllt. Deshalb empfahl er, vor der Anwendung des eigentlichen keimtötenden Mittels, die Mundhöhle stets erst mit einer 1 proz. Hirschhornsalzlösung zu spülen. Der Schleim löste sich, und so konnte die 3proz. Wasserstoffsuperoxydlösung eine bessere Wirkung auf die Diphtheriekeime ausüben. Jedoch führte auch diese Methode auf die Dauer zu keinem befriedigenden Erfolge.

Prip wandte ebenfalls die verschiedensten Mittel gegen die Bacillenpersistenz an. Er benutzte zum Einpinseln der Tonsillen: Lapislösung in verschiedener Stärke und Lapis als Substanz, Kreolin in verschiedener Verdünnung, starke Carbolsäurelösung, Toluol-Menthol-Lösungen, Lösungen von Milchsäure, Chromsäure, Gentianaviolettlösungen, Lösungen von sozojodolsaurem Natron.

Als Gurgelflüssigkeit: Lösungen von Borsäure, Citronensäure, Salzsäure, Sublimat, Jodjodkalium, Kalichloricum, Pepsin und Salzsäure, Thymol, Verdünnungen von Chromwasser, Bromwasser, Schwefeldioxyd, Alaunlösungen, Chininlösungen, Lösungen von Natrium bicarbonicum, Aqu. menth. pip., verdünnte Myrrhentinktur.

Als Kaumittel ist versucht worden: Campher, Cayennebonbons, Citronenbonbons und bei erwachsenen männlichen Rekonvaleszenten einigemale Kautabak und Zigarren.

Als innere Mittel wurden Arsenik, Jodkalium, Terpentin und eine schwache Lösung von Hydrargyrum cyanatum verwendet. Als jedoch keines dieser Mittel den gehegten Hoffnungen entsprach, ging Prip zur Behandlung eines Patienten mit Finsenlicht über. Er leitete an drei aufeinander folgenden Tagen einen Lichtkegel in einer Stärke von 35 Amp. 10 Minuten auf jede Mandel, am zweiten Tage sogar 20 Minuten. Der Erfolg war jedoch eher ein negativer als ein positiver, da die Bestrahlung heftige Reizungen der Rachenschleimhaut verursachte, die Bacillen jedoch keineswegs zum Verschwinden brachte.

Justi wieder verwandte eine 5 proz. wässerige Collargollösung, mit der er 3 mal täglich Pinselungen vornahm. Er berichtet, daß es ihm in manchen Fällen bereits beim 1. Male gelungen sei, die Membran abzupinseln.

Ströll in München will bei inneren Gaben einer 4 proz. Myrrhentinktur sehr gute Erfolge erzielt haben. Er empfiehlt, bei Tage stündlich, bei Nacht 2 stündlich, in schweren Fällen sogar $^1/_2$- bis 1 stündlich Kindern unter 2 Jahren einen Kaffeelöffel = 5,0 g, bis zum 15. Jahre einen Kinderlöffel = 10,0 g, vom 16. Jahr an einen Eßlöffel = 15,0 g dieses Mittels zu geben. Ist eine deutliche Besserung eingetreten, so läßt er die Arznei noch 2- bis 3 mal stündlich reichen und zwar bis zum Mindestmaß von 2 bis 3 Tagen nach dem Verschwinden der Beläge. Zur Lokalbehandlung empfiehlt er Inhalationen mit 0,1 proz. Thymollösung. Bei leichteren Fällen hält er dieses jedoch für ganz überflüssig. Er wandte diese Methode in 140 Fällen mit sehr günstigen Erfolgen an und empfiehlt sie zur Anwendung bei solchen Kranken, wo eine Serumbehandlung aus irgendwelchen Gründen unmöglich ist.

Heurotin empfiehlt zur Unschädlichmachung der Diphtheriekeime, die noch lange Zeit nach Ablauf der Krankheit in der Mundhöhle verweilen, Armadiphtherin. Es ist dieses ein Glycerinextrakt aus Dichondra brevifolia-Neuseeland. Nach den klinischen Untersuchungen

des Verfassers besitzt dieses Präparat gegenüber den Diphtheriebacillen
eine stark baktericide Eigenschaft, während es sich lebendem Gewebe
gegenüber völlig indifferent verhält.

Stumpf schlägt vor, von einer Bolusaufschwemmung in Wasser
im Verhältnis von 1 : 2 dem diphtheriekranken Patienten alle 5 Minuten
oder noch häufiger einen Teelöffel bis $^1/_2$ Kinderlöffel innerlich zu geben.
Bei zahlreichen Gaben hatte er schon nach kurzer Zeit ein Verschwinden des üblen Geruchs im Munde beobachtet. Bereits nach 2 bis
3 Stunden gehen, wie er angibt, das Fieber und der Puls langsam zurück. Nach ungefähr 10 Stunden schwindet der diphtherische Rasen
bereits an einigen Stellen. Er wandte diese Methode in 15 Fällen an
und erzielte schon nach 36 bis 48 Stunden bei ununterbrochener Behandlung Heilung.

In neuerer Zeit hat Jochmann im Rudolf Virchow-Krankenhause
neben älteren Mitteln, wie Argentum nitr. in 2- bis 10 proz. Lösung, Jodtinktur, Natrium sozojodolicum, Löfflersche Toluol-Menthollösung, auch
die neueren Präparate wie Natrium perboricum, Pyocyanase, Pergenol,
Formaminttabletten und Antiformin auf ihre Wirkung der Bacillenpersistenz von Diphtherierekonvaleszenten gegenüber geprüft.

Mit Natrium sozojodolicum behandelte er 45 Fälle. Da das Pulver
in reiner Form zu stark ist, fügte er zu gleichen Teilen Natrium biboracicum hinzu und blies 3 mal täglich eine Messerspitze voll mit
dem Hädrichschen Pulverbläser auf beide Tonsillen, die hintere Rachen-
wand und in beide Nasenflügel. Die Wirkungsweise dieses Mittels geht
am besten aus seiner eigenen Tabelle hervor.

Vom 1. Tage an behandelt	Vom 21. Tage an behandelt	Vom 28. Tage an behandelt
1. bac.-fr. nach 42 Tagen	13. bac.-frei nach 8 Tagen	35. bac.-frei nach 4 Tagen
2. „ „ 30 „	14. positiv in der 8. Woche	36. „ „ 10 „
3. „ „ 28 „	15. bac.-fr. nach 12 Tagen	37. „ „ 14 „
4. „ „ 20 „	16. „ „ 3 „	38. pos. noch i. d. 6. Woche
5. „ „ 22 „	17. „ „ 4 „	39. bac.-fr. nach 11 Tagen
6. „ „ 25 „	18. „ „ 9 „	40. „ „ 4 „
7. „ „ 10 „	19. „ „ 20 „	41. „ „ 4 „
8. „ „ 15 „	20. „ „ 4 „	42. „ „ 11 „
9. „ „ 21 „	21. „ „ 11 „	43. „ „ 2 „
10. „ „ 28 „	22. „ „ 14 „	44. pos. noch i. d. 6. Woche
11. „ „ 23 „	23. „ „ 11 „	45. pos. n. Mitte d. 9. „
12. „ „ 29 „	24. „ „ 12 „	
	25. „ „ 7 „	
	26. „ „ 4 „	
	27. „ „ 7 „	
	28. „ „ 8 „	
	29. „ „ 10 „	
	30. „ „ 10 „	
	31. „ „ 9 „	
	32. „ „ 35 „	
	33. „ „ 42 „	
	34. „ „ 42 „	

Hieraus ist deutlich ersichtlich, daß das Resultat ein völlig negatives war, da bei der Mehrzahl der Fälle die Bacillen doch erst in der
3. bis 4. Woche schwanden. Von den Patienten, die vom 28. Tage an

einer Behandlung unterzogen wurden, wurden trotzdem drei Dauerausscheider.

In derselben Weise behandelte er 14 Patienten mit Natrium perboricum, dem er wiederum zur Hälfte Natrium biboracicum hinzufügte.
Er blies dieses Mittel täglich 2 mal ein. Wie aus der nachfolgenden
Tabelle hervorgeht, wurden auch hier wieder einige trotz der Behandlung zu Dauerausscheidern.

Vom 14. Tage an behandelt	Vom 21. Tage an behandelt
1. bacillenfrei nach 18 Tagen	5. bacillenfrei nach 8 Tagen
2. „ „ 8 „	6. „ „ 5 „
3. „ „ 21 „	7. positiv bis in die 7. Woche
4. positiv noch Ende der 7. Woche	8. bacillenfrei nach 11 Tagen
	9. „ „ 12 „
	10. „ „ 8 „
	11. „ „ 14 „
	12. „ „ 2 „
	13. „ „ 5 „
	14. „ „ 7 „

Nicht viel günstiger waren die Erfolge mit Argentum nitr., trotzdem
er teilweise eine 10 proz. Lösung verwandte. Mit Jodtinktur und Löff-
lers Toluol-Menthol-Alkoholmischung blieben die Resultate trotz täglicher
Einpinselung ohne Erfolg.

Auch mit Pergenol und Wasserstoffsuperoxyd erzielte er keine
wesentlichen Erfolge. In 8 Fällen verharrten die Bacillen bis in die
5. Woche, in einem sogar bis in die siebente. Ähnlich wirkten die
Pinselungen mit einer 10 proz. Lösung mit Antiformin.

Desgleichen hat Kretschmer einen Beitrag zur Bekämpfung der
Bacillenpersistenz bei Diphtherierekonvaleszenten geliefert. Er erzielte
in Analogie zu den vorher angegebenen Versuchen auch keine wesentlich besseren Erfolge. Mit Sozojodolnatrium behandelte er 200 Patienten,
von diesen blieben nur bei 29 die Bacillen länger haften.

Von diesen waren bacillenfrei:

7 Fälle vor dem 25. Krankheitstage
10 „ zwischen dem 26. und 30. Krankheitstage
6 „ „ „ 31. „ 35. „
4 „ „ „ 36. „ 40. „
2 „ nach dem 40. „

Von den mit Formaminttabletten behandelten Fällen blieben sieben
übrig.

Von diesen waren bacillenfrei:

4 Fälle zwischen dem 20. und 25. Krankheitstage
1 Fall am 14. „
1 „ „ 35. „
1 „ „ 40. „

Desgleichen behandelte er zum Vergleich 40 Fälle mit Wasserstoffsuperoxyd. Von diesen waren bacillenfrei:

27 Fälle vor dem 25. Krankheitstage

7 „ zwischen dem 27. und 30. Krankheitstage

4 „ „ „ 31. „ 35. „

1 Fall am 37. „

1 „ „ 53. „

Wie aus den Tabellen hervorgeht, ist zwischen diesen drei Methoden kaum ein Unterschied festzustellen. Zum Schluß machte K. Versuche mit dem Hartmannschen Tonsillenquetscher. Letzterer besteht aus einem ungefähr erbsengroßen kugeligen Knopf, der an einem langen Stiel befestigt ist. Das Instrument wird so verwendet, daß man unter Druck den Knopf vom lateralen Ende der Tonsille nach der Mitte zu bewegt. Am besten geschieht dieses abwechselnd an der vorderen und hinteren Seite des Gaumensegels, ebenso empfiehlt K. streichende Bewegungen ¡von oben nach unten. Nach dieser Behandlung konnte er ein deutliches Hervorquellen von Pfröpfen konstatieren. Bei manchen entleerte sich nur Sekret, bei vielen war nichts zu sehen. Der Autor empfiehlt, sofort nach der Quetschung mit Wasserstoffsuperoxyd zu spülen, um das ev. herausgepreßte Sekret gleich zu entfernen. Überhaupt ist es gut, die Patienten besonders an diesen Tagen fleißig spülen zu lassen. Die Anwendung der Quetschmethode darf jedoch nur nach völligem Verschwinden der Beläge und Entzündungserscheinungen angewandt werden. Seine Resultate gehen deutlich aus der folgenden Tabelle hervor.

Erste Quetschung		Bacillenfrei zum erstenmal am — Krankheitstage	Zahl der Quetschungen bis zum erstenmal endgültig bacillenfrei
Fall Nr.	Krankheitstag		
1	24	25	1
2	14	17	2
3	33	38	3
4	20	21	1
5	9	24	5
6	16	28	4
7	11	17	2
8	12	18	2
9	23	37	9
10	23	32	7
11	12	24	8
12	18	30	3
13	26	28	2

Die ungünstigen Resultate, die Kretschmer bei den Fällen 5, 9, 10 und 11 erzielte, führt er auf die sehr versteckte Lage der Tonsillen bei diesen Patienten zurück. Aus praktischen Zwecken empfiehlt er, mit den Quetschungen drei Wochen nach dem Beginn der Erkrankung anzufangen.

Es scheint also eine derartige mechanische Nachhilfe bei Anwendung der Chemikalien entschieden von Vorteil zu sein.

H. Conradi stellte durch gelegentliche Beobachtungen fest, daß der Diphtheriebacillus organischen Säuren gegenüber eine geringe Widerstandskraft besitzt. Auch konnte er ergründen, daß deren Giftigkeit bei bestimmter Anwendungsweise für den Menschen im allgemeinen gering ist. Unter den zahlreichen Säuren erwies sich ihm die Malonsäure als sehr geeignet, um Diphtheriebacillen in Kultur und beim Menschen abzutöten. So bewirkte z. B. Malonsäure in Verdünnung von 0,6 : 1000 eine Entwicklungshemmung, in einer Verdünnung von 3 : 1000 eine Abtötung von Diphtheriekeimen. Was nun die Versuche an Kranken und Rekonvaleszenten anbetrifft, so wurde stets eine 1 proz. Lösung Malonsäure zum Gurgeln und Inhalieren verwandt. Erwachsene und ältere Kinder gurgelten 2- bis 3 mal stündlich und inhalierten am Tage 3- bis 4 mal. Bei kleinen Kindern wurde täglich mindestens 4 mal inhaliert. Conradi wandte dieses Verfahren bei 15 Patienten an, und will seit Einleitung dieser Behandlung gute Resultate erzielt haben. In einem hartnäckigen Falle von Nasendiphtherie mußte die Behandlung jedoch gegen sonst 2 Tage, 8 Tage lang durchgeführt werden. Wenn Conradi auch selbst über den weiteren Erfolg dieser Behandlung wegen der geringen Zahl der so behandelten Fälle nichts Sicheres anzugeben weiß, so glaubt er doch, daß es bei 8 tägiger Anwendung dieser Behandlung gelingen wird, auch in hartnäckigeren Fällen die Diphtheriebacillen zum Verschwinden zu bringen.

Bekämpfung des Dauerträgerzustandes mit Pyocyanase.

Nachdem Emmerich festgestellt hatte, daß das Enzym des Bacillus pyocyaneus imstande ist, die Diphtherieerreger aufzulösen, empfahl er die Pyocyanase zur Bekämpfung der Diphtherie. Er selbst wandte sie bei einer Anzahl schwerer Fälle mit Komplikationen der Nase und des Kehlkopfes an und erzielte anfangs ausgezeichnete Resultate. Auch hat Zucker bei mehreren Personen mit dem Pyocyanasespray die Rachendiphtherie bei täglich 2- bis 3 maliger Anwendung günstig beeinflußt gesehen. Nach seiner Meinung ist die Behandlung hauptsächlich in den Fällen angebracht, wo das Verschwinden der Membranen sehr langsam vor sich geht und wo von Anfang an septische Zustände vorliegen. Ebenso hat Mühsam anfangs sehr gute Resultate beobachtet. Er blies 2 ccm auf 40° erwärmte Pyocyanase von der Firma Lingner mittels Zerstäuber ein, und zwar bei jedem Besuche in Pausen 2- bis 3 mal. Bei Atemnot empfiehlt er auch eine Inhalation. Noch günstigere Erfolge sah er bei gleichzeitiger Anwendung der Seruminjektion. Desgleichen erzielten Saar, Grósz und Bán anfangs gute Erfolge.

Ein anderes Bild dagegen zeigten die Resultate, die Schlippe bei 23 Patienten, die er dieser Behandlung unterzog, beobachtete. Er konnte feststellen, daß von diesen 23 Patienten bei der ersten Nachuntersuchung 4, bei der zweiten 3, bei der dritten und vierten je 5 völlig frei von Diphtheriekeimen waren. Die übrigen 11 Patienten behielten ihre Keime über einen Monat hinaus. Unter 7 weiteren hartnäckigen Fällen gelang es ihm trotz der Pyocyanasebehandlung bei 5 Patienten nicht, die Diphtheriebacillen zum Verschwinden zu bringen. Selbst beim Einbringen des Mittels in Nasen- und Rachenhöhle konnte unter 10 Erkrankungsfällen bei 7 absolut kein Erfolg erzielt werden. Auch hatte er, im Gegensatz zu Zucker, bei septischen Fällen nie einen Erfolg zu verzeichnen. Er gibt jedoch zu, daß die Pyocyanase die Abheilung der diphtheritischen Membran in manchen Fällen begünstigt und den bestehenden Foetor beseitigt, aber als schnell und sicher wirkendes Heilmittel kommt es, wie auch wohl seine Ergebnisse gezeigt haben, absolut nicht in betracht. Dasselbe beobachtete in neuerer Zeit auch Sörensen, nach dem sich die Löfflersche Menthol-Toluol-Eisenchloridlösung und Pinselungen mit Jodtinktur der Pyocyanase überlegen erwiesen. Bei der Anwendung des Löfflerschen Mittels gelang es ihm, 102 Kranke bis auf 26,5 Proz. zu entkeimen, bei Pyocyanasebehandlung blieben unter 74 Kranken 47 Proz. Bacillenträger.

Auch Jochmann, der durch das aus den Pyocyaneuskulturen gewonnene Enzym nach Emmerich und Löw die Persistenz der Diphtheriebacillen zu bekämpfen versuchte, erzielte keine günstigen Resultate. Jedoch empfiehlt er dieses Mittel bei hartnäckiger Membranbildung. Im ganzen behandelte er 24 Fälle mit Pyocyanase. Hiervon wurden in 2 Fällen noch nach 35 bzw. 49 Tagen Bacillen gefunden. In einem Falle währte es sogar 7 Wochen bis zum Verschwinden der Keime.

Bekämpfung des Dauerträgerzustandes durch immunisatorische Maßnahmen

Bei den überraschenden Erfolgen, die gerade auf dem Diphtheriegebiete durch die Serumtherapie gezeitigt worden waren, lag es nahe, auch gegen das Persistieren der Diphtheriebacillen mit immunisatorischen Maßnahmen vorzugehen. Die erweiterte Kenntnis der Immunitätsvorgänge hat dazu geführt, die humorale Immunität gegen Infektionskrankheiten in zwei scharf voneinander getrennte Typen einzuteilen: in die Immunität gegen die Bakterienleiber, die auf der Produktion von komplex gebauten bakericiden Immunstoffen beruht, und in die Immunität gegen wasserlösliche Toxine der Bakterien.

Letztere Form der Immunität beruht, wie bekannt, auf der Produktion von Antitoxinen, die gut haltbar sind und die Toxine nach dem Gesetze der multiplen Proportion absättigen und in so bedeutender Menge in das Serum der mit wasserlöslichen Toxinen behandelten Tiere abgestoßen werden, daß die praktische Verwertung der antitoxischen Heilsera, besonders bei Diphtherie überraschende Erfolgte zeitigte.

Es lag nahe, das geringe Befallensein von Diphtheriebacillenträgern auf die giftabsättigende, neutralisierende Wirkung der in ihrem Serum vorhandenem Antitoxine zurückzuführen. Klemensiewicz und Escherich waren die ersten, die im Blute von zwei Diphtherierekonvaleszenten Schutzstoffe gegen die Meerschweinchen einverleibten Bouillonkulturen nachwiesen. Genaue Untersuchungen stellte Abel an. Derselbe fand bei vielen gesunden Personen, die scheinbar nie an Diphtherie gelitten hatten, eine Meerschweinchen stark gegen Diphtherieinfektion schützende

Wirkung des Serums. Bei Diphtherierekonvaleszenten trat vom 8. bis 11. Tage an die Schutzwirkung des Serums auf.

Dann wies Wassermann bei zahlreichen Individuen, die eine Diphtherie durchgemacht haben, aber auch bei solchen, die anscheinend niemals an Diphtherie erkrankt waren, relativ hohen Antitoxingehalt des Serums nach. Und zwar schien diesem Autor mit zunehmendem Alter die Häufigkeit und der Grad des Schutzwertes im Serum zuzunehmen. Auch weist Wassermann schon darauf hin, daß Individuen mit hohem Antitoxingehalt im Serum in der Umgebung von Diphtheriekranken als nicht affizierte Überträger der Krankheitserreger vor allem in betracht kommen.

In neuester Zeit hat Benno Hahn mit der Römerschen intracutanen Methode der Antitoxinbestimmung gezeigt, daß der Antitoxingehalt des Blutes bei gesunden Individuen ein recht beträchtlicher ist. Besonders ließ sich bei Ärzten und Pflegerinnen ein hoher Antitoxingehalt des Blutes nachweisen. Dies führt Hahn auf eine Folge häufiger leichter Infektionen zurück. Auch konnte er feststellen, daß leichtere Fälle von Diphtherie zu einem höheren Immunitätsgrade führten, als schwerere Fälle.

Daß durch hohen Antitoxingehalt des Blutes die Bacillen nicht vernichtet werden, war also eine schon frühzeitig erkannte Tatsache, die leicht erklärlich ist, weil das Diphtherieantitoxin wohl die Toxine der Diphtheriebacillen entgiftet, neutralisiert, die Leiber der Diphtherieerreger aber nicht schädigt. Können sich diese doch unter Umständen im Diphtherieserum sogar vermehren. Dabei kann man trotzdem v. Behring, Roux u. a. Beobachtern zustimmen, daß bei akuten Diphtherieerkrankungen dadurch, daß durch die Antitoxine die schädigenden Toxine hinweggenommen werden, dem Körper auch in bezug auf die Elimination der Diphtheriebacillen eine wirkliche Hilfe erwächst, weil der von den Toxinen befreite Körper besser als der geschädigte in der Lage ist, seine leukocytären Funktionen und andere Abwehreinrichtungen ins Feld zu führen.

Immerhin können nur die eigentlichen auf die Bacillenleiber wirkenden Substanzen zu einer Zerstörung und einer Elimination dieser Keime führen. Ob der Mangel an diesen Stoffen es ist, der bei Dauerträgern das Persistieren der Bacillen auf den Schleimhäuten verschuldet, oder ob andere Schutzeinrichtungen des Organismus bei diesen Personen versagen, bedarf noch weiterer Untersuchungen.

Zunächt ist über Versuche zu berichten, in derartigen Dauerträgerfällen, in denen die natürliche Immunität versagt, den Körper zur Produktion wirksamer Schutzmittel anzuregen.

Bandi und Gagnoni versuchten durch Vaccination die Kranken und Rekonvaleszenten von ihren Bacillen zu befreien. Ihre zu diesem Zwecke verwandte Lymphe stellten sie nach folgender Methode her: Sie hielten Diphtheriebacillenkulturen auf Agar während 4 Tagen im Thermostaten bei einer Temperatur von 35°. Nach Ablauf dieser Zeit wurden die Platten mit 0,75 Proz. Kochsalzlösung unter Zusatz von 0,25 Proz. kohlensaurem Natron abgeschwemmt, und zwar entsprach ungefähr 1 ccm Flüssigkeit einem qcm der Kulturoberfläche. Die Flüssigkeit wurde hierauf in Röhrchen gegossen und im Wasserbade einer Temperatur von 55 ⁰ ausgesetzt. Nach 2 Stunden war dann das Material extrahiert. Um sich von seiner Sterilität zu überzeugen, wurden Kulturen angelegt und empfängliche Tiere mit ihnen injiziert. Das Vaccin wurde dann 2 Tage bei Zimmertemperatur unter zeitweiligem Schütteln im Dunkeln belassen. Nach Ablauf dieser Zeit wurden die Röhrchen nach dem letzten Umschütteln 5 Minnten stehen gelassen und dann die, über der am Grunde des Röhrchens liegenden Bakterienmasse befindliche Flüssigkeit vorsichtig abgegossen. Dieser weißliche Auszug enthielt infolge eines natürlichen, durch Alkalizusatz noch gesteigerten autolytischen Prozesses eine große Menge endocellulärer Gifte und eine gewisse Zahl abgetöteter, zerfallener Bakterienleiber. Von diesem erhaltenen Vaccin spritzten Bandi und Gagnoni bei 9 Personen 1—2 ccm subcutan ein und konnten beobachten, daß 1 ccm Serum der so behandelten Personen nach 1—2 Wochen Meerschweinchen Schutz gegen die 1- bis 4fache tödliche Dosis von Diphtheriegift gewährte.

Ferner hat Petruschky es unternommen, durch aktive Immunisierung die Diphtheriebacillenträger von den Bacillen zu befreien. Er tötete eine auf Blutserumröhrchen gewonnene Kultur von Diphtheriebacillen durch mehrstündige Einwirkung von Chloroformdämpfen ab. Hiervon machte er nach Prüfung der Sterilität eine Aufschwemmung in 10 ccm physiologischer Kochsalzlösung und setzte 0,5 Proz. Phenol hinzu. Er bezeichnete die so gewonnene trübe Flüssigkeit als „D. B. 1 : 10“. Von dieser stellte er sich außerdem noch eine Verdünnung von 1 : 100 her. Zuerst erhielten die Patienten 0,1 ccm einer 1 proz. Aufschwemmung einer abgetöteten Serumkultur von Diphtheriebacillen subcutan, dann fand eine Steigerung bis 0,3 Proz. einer 10 proz. Aufschwemmung nach einigen Tagen statt. In den meisten Fällen führte Petruschky nur 2 Injektionen aus, zuerst mit der schwächeren, dann mit einer stärkeren Lösung.

Er wandte dieses Verfahren zunächst bei 4 akuten Fällen mit längerer Bacillenpersistenz an. Hiervon gelang es jedoch nur in einem Falle, und zwar nach 8 Tagen, ein Mädchen von ihren Diphtheriebacillen zu befreien. Die anderen Fälle sind etwas skeptisch zu betrachten, da bei diesen nach dem ersten negativen Befunde weitere Nachuntersuchungen ausblieben. Was nun die Fälle von chronischer Diphtherie anbetrifft, so gelang es ihm, bei einem 9 jährigen Mädchen nach Anwendung von 17 Injektionen und 4 Klysmatis in einer Zeit von 14 Monaten die Bacillen zum Verschwinden zu bringen. Bei einem tuberkulösen Arbeiter gelang das Vertreiben der Bacillen erst, nachdem er 8 aktive Immunisierungen durchgemacht hatte, nach 6 Monaten. Was den dritten Fall anbetrifft, eine schwächliche Frau, bei der die Injektionen heftige Schmerzen auslösten, so wurde diese mit cutanen Einreibungen abgetöteter Diphtheriebacillen behandelt. Zu diesem Zwecke diente eine Aufschwemmung einer abgetöteten Diphtheriebacillenkultur mit 10 ccm einer Mischung von 66 Proz. Glycerin und 34 Proz. destillierten Wassers. Hiervon erhielt die Patientin jeden 2. Tag 2 Tropfen zum Einreiben in die Haut, wobei mit den Stellen, am Unterarm beginnend, gewechselt wurde. Anfang Juli begannen die Einreibungen, bereits am 7. August war die Patientin das erste Mal frei von Bacillen. Auch bei späteren Untersuchungen im September und Oktober sollen keine Bacillen mehr nachweisbar gewesen sein.

Aus allen diesen Fällen geht wohl deutlich hervor, daß die Bacillen bei Anwendung der aktiven Immunisierung auch in den hartnäckigsten Fällen zum Verschwinden gebracht werden, jedoch ist für die Praxis die Methode viel zu langwierig und kostspielig.

Auch hat Petruschky an mehreren hundert Personen in gleicher Weise prophylaktisch Impfungen vorgenommen. Er tritt bei diesen prophylaktischen Maßnahmen hauptsächlich für die Einreibungen in Glycerin aufgeschwemmter oder in Lanolinsalbe verriebener abgetöteter Vollbakterien ein, da diese Einreibungen gegenüber der Furcht des Publikums vor Injektionen im allgemeinen leichter zugegeben werden.

Außer Petruschky haben noch Forbes und Newsholme aktive Immunisierungen mit einem autogenen Serum ausgeführt. Als Vaccine dienten zweitägige Blutserumkulturen von Diphtherie, die nach ihrer Abschwemmung in Kochsalz zum Zwecke der Abtötung eine halbe Stunde bei 60° belassen wurden. Hierauf kam die Flüssigkeit in Fläschchen mit 0,5 Proz. Phenol; diese wurden mit Gummikappen fest verschlossen. In Zwischenräumen von 5 bis 7 Tage wurden dann jedesmal 5 Millionen bis zum Höchstmaße von 400 Millionen dieser abgetöteten Keime injiziert. Die Autoren erreichten mit dieser Behandlung in Fällen von membranöser Rhinitis wohl ein beschleunigtes Abheilen der Membranen, aber kein Verschwinden der Diphtheriebacillen.

Nach dem Prinzip von Dzerjgowsky hat Blumenau Diphtherietoxin, das er mit 2 Teilen physiologischer Kochsalzlösung verdünnte, eine halbe Stunde lang auf die Nasenschleimhaut gebracht. Diese Prozedur setzte er in Zwischenräumen von einigen Tagen fort, und schon nach 6 maliger Applikation war das Blut 10 mal reicher an Diphtherieantitoxin als vorher. Nachdem er 20 mal die Tamponbehandlung durchgeführt hatte, war der Antitoxingehalt 1000 mal höher als im Anfang. Auf diese Weise gelang es, planmäßig den Diphtherieantitoxingehalt des Serums viel höher zu treiben, als es nach Überstehen zufälliger Infektion im Laufe der Jahre zu geschehen pflegt. So hatten Wärterinnen, die jahrelang auf einer Diphtheriestation tätig waren, höchstens eine Immunitätseinheit in 1 ccm Serum, während bei dem behandelter Individuen 10 Immunitätseinheiten vorhanden waren. Angaben über eine Steigerung des bactericiden Titers in den Seren der betreffenden Individuen liegen nicht vor, ebenso über den Erfolg einer derartigen Behandlung in bezug auf das Schwinden der Diphtheriebacillen bei Dauerträgern.

Daß die Steigerung des antitoxischen Titers allein kein wirksames Mittel ist, um die Bacillenleiber in chronischen Fällen zum Verschwinden zu bringen, wurde schon mehrfach betont. Ist doch dieser erhöhte Antitoxingehalt im Serum offenbar nur die Ursache des Geschütztseins vieler Individuen gegen die ständig produzierten Gifte der Keime, die sie beherbergen. So konnte Silberschmidt zwar feststellen, daß nach einer Seruminjektion die Zahl der Bacillen anfangs zurückgeht, doch konnte auch er bei so behandelten Personen noch nach 32 Tagen auf der gesunden Schleimhaut virulente Diphtheriebacillen nachweisen. Auch Nishino, Prip, Jochmann, Kretschmer u. a. haben in vielen Fällen bei Anwendung von Injektionen des Diphtherieheilserums die Persistenz der Keime nie beeinflußt gesehen.

Auch das Behringsche Vorgehen, nach dem Antitoxinlösung mittels Sprays oder durch Aufbringen auf die Schleimhäute der Dauerträger anzuwenden ist, wird wohl im wesentlichen nur dazu führen, das Gift der Bacillen möglichst gründlich zu eliminieren, und man könnte sich nur einen individuellen Nutzen in bezug auf die Entfernung der Bacillen dadurch versprechen, daß die anderen Schutzeinrichtungen durch dieses entgiftende Vorgehen gestärkt werden.

Leider scheinen nach den bisherigen Mitteilungen auch die baktericiden Sera im Kampfe gegen das Dauerträgertum zu versagen.

Wassermann versuchte zuerst durch Injektion von Bacillenleibern, deren Gifte durch Antitoxin vorher neutralisiert waren, ein von den antitoxischen verschiedenes Serum herzustellen, und es gelang ihm, ein auf die Körpersubstanz der Bakterien wirkendes und klare Auszüge der Diphtherieleiber präcipitierendes Serum zu erzielen.

Sera, die durch Injektion von Bacillenleibern und Toxin hergestellt waren, also baktericide und antitoxische Eigenschaften zugleich besaßen, hatten Behring und Wernicke mit gutem Erfolg lokal in Erkrankungsfällen verwandt. Martin stellte im Jahre 1903 ein getrocknetes Diphtherieserum in Form von Pastillen her und empfahl täglich 12 dieser Tabletten in Zwischenräumen von einer Stunde zu nehmen. Dopter behandelte mit diesen Pastillen 72 Kranke und konnte feststellen, daß nach Verabreichung des eingetrockneten Serums in dieser Form die Diphtheriebacillen im Rachen schnell zum Schwinden gebracht wurden. Nach spätestens 6 Tagen waren die Bacillen verschwunden. Lermoyez empfiehlt, dieses Mittel bei Nasendiphtherie in Form eines Pulvers einzublasen. Dopter, der auch diese Methode versuchte, erzielte hiermit keine so prompte Wirkung wie vorher. Er konnte erst nach ungefähr 12 Tagen ein Verschwinden der Bacillen erzielen.

Gute Erfolge erzielten außer Dopter und Lermoyez auch Siccard und andere französische Autoren mit diesen Martinschen Pastillen. Von deutschen Ärzten liegen jedoch bis jetzt keine Erfahrungen über die Anwendung dieses Mittels vor.

Ferner ist Bandi zu nennen. Er stellte ein bakteriolytisches Diphtherieserum mit Hilfe von Einspritzungen sensibilisierter Bacillen her, indem er Ziegen im Laufe eines Monats nach und nach sehr starke subcutane Dosen sensibilisierter Bakterien bis zu einer

Menge von ca. 50 Kulturen der Diphtheriebacillen auf Agar auf einmal injizierte. Er erhielt auf diese Weise ein Serum, das mit geringerer antitoxischer Wirkung ausgestattet, aber reich an Antikörpern war. Bandi verwandte dieses Serum in 7 Diphtheriefällen und konnte eine bemerkenswerte Heilwirkung erzielen.

Neuerdings wird von den Farbwerken Meister, Lucius & Brüning in Höchst a. M. und in dem Institut von Blumenthal in Moskau gleichfalls baktericides Serum hergestellt. Mit dem ersten behandelte Kretschmer 21 Kranke, mit dem zweiten Blumenau 17 Kranke lokal. Beide Autoren konnten sich jedoch nicht davon überzeugen, daß der Krankheitsverlauf günstig beeinflußt wird, oder die Bacillen schneller als in anderen Fällen aus dem Rachen verschwinden. So konnte Blumenau selbst auch bei seinen eigenen Rekonvaleszenten ein Persistieren der Bacillen bis zu 30 Tagen nicht verhindern.

Diese unsichere Wirkung, selbst bei lokaler Applikation baktericider Sera, ist nicht verwunderlich. Muß man sich doch vergegenwärtigen, daß auch bei noch so sorgfältiger Anwendung des Serums die Chancen dafür, daß die in den zahllosen Falten und Krypten verborgenen Diphtheriebacillen von dem zerstörenden Serum getroffen werden, gering sind.

Verdrängung der Diphtheriebacillen durch künstlich eingeführte überwuchernde andere Mikroorganismen.

Recht aussichtsvoll scheinen dagegen die Versuche, die in der Rachenhöhle befindlichen Diphtheriebacillen dadurch zu vertreiben, daß man andere Bacillen die Oberhand gewinnen läßt. So versuchte Schiötz durch Einbringen von Bouillonkulturen des Staphylococcus pyog. aur. die Bacillen zu verdrängen. In 3 Fällen erzielte er gute Erfolge. Page gelang es, mit diesem Verfahren bereits nach 3 Tagen die Diphtheriekeime aus dem Rachen zu vertreiben.

Auch erzielte Lydia De Witt in zwei Dauerträgerfällen gute Erfolge. Catlin, Skott und Day, die ebenfalls den Staphylokokkusspray anwandten, gelang es, in 8 sehr hartnäckigen Fällen eine gute Wirkung zu erzielen. Macdonald, der dieses Verfahren auch mit anderen Bakterien, die der Autor jedoch nicht näher angibt, versuchte, will dagegen in chronischen Fällen nie günstige Resultate erzielt haben.

Zweifellos bedürfen diese Versuche einer eingehenden Nachprüfung und Ergänzung, wird doch auch von anderer sehr beachtenswerter Seite, von Metschnikoff, die Beeinflussung einer unerwünschten Flora in Körperhöhlen durch Einbringen andersartiger überwuchernder Bacillen mit Erfolg in bezug auf die Darmflora durchgeführt.

Unsere Kenntnisse über das Persistieren bestimmter Bakterienarten auf der Mundhöhlenschleimhaut verschiedener Individuen sind noch geringe und eine systematische Durchforschung dieses praktisch und theoretisch nicht unwichtigen Gebietes befindet sich erst in den Anfängen. Vielfach sind Versuche mit dem in der Mundhöhle gewöhnlich nicht vorkommenden Bacillus prodigiosus angestellt.

So hat vor 3 Jahren Hallwachs in einer Arbeit über den prophylaktischen Nutzen des Gurgelns eine Öse einer 24 stündigen Prodigiosusagarkultur in 1 ccm physiologischer Kochsalzlösung verrieben und eine bestimmte Anzahl von Keimen auf die Mundschleimhaut geblasen. Dann ließ er den Patienten mit 10 ccm steriler Kochsalzlösung spülen und fing die Gurgelflüssigkeit in einem sterilen Röhrchen auf. Von dieser legte er eine Verdünnung an, die er auf Agarplatten brachte. Er konnte so nach jedesmaligem Gurgeln eine deutliche Abnahme der Prodigiosuskeime konstatieren. Die Zahl der auf die Vorderfläche des weichen Gaumens gebrachten Prodigiosuskeime betrug 8 000 000. In der Gurgelflüssigkeit waren nach sofortigem Gurgeln noch 6 700 000. Keime nachweisbar, nach sofort wiederholtem Gurgeln 690 000, nach sofort wiederholtem 3 maligem Gurgeln 100 000, bei nach 2 Stunden 4 malig wiederholtem Gurgeln 30 000. Nach 12 Stunden waren alle künstlich eingeführten Keime verschwunden. Hieraus geht ganz deutlich hervor, daß der größte Teil der Keime durch das Gurgeln entfernt worden ist.

In ganz ähnlicher Weise stellte der Autor dann fest, daß die künstlich eingeführten Mikroorganismen, solange sie oberflächlich auf der Mundschleimhaut lagern, durch das Essen ganz oder fast ganz und durch das Trinken zum größten Teile in den Magen befördert werden.

Eigene Versuche.

Meine Versuche wurden ebenfalls mit dem Bacillus prodigiosus ausgeführt und gestalteten sich folgendermaßen: Eine gewöhnliche Drigalskiagarplatte wurde mit Prodigiosus reichlich beimpft und die Keime bei Zimmertemperatur 2 bis 3 Tage zum Wachstum gebracht. Hierauf wurde die Platte mit 30 ccm steriler physiologischer Kochsalzlösung unter Zuhilfenahme eines Drigalskispatels sorgfältig abgeschwemmt und der Inhalt in ein steriles Glas überpipettiert. Sofort darauf wurde die Bakterienaufschwemmung irgendeiner Person zum sorgfältigen Ausspülen der Mundhöhle, das gewöhnlich 2 bis 3 Minuten währte, gereicht. Um ev. Täuschungen aus dem Wege zu gehen, wurden die Spülungen stets unter Aufsicht ausgeführt. Desgleichen wurden die Versuchspersonen angewiesen, vorläufig keine Zahnbürste und kein desinfizierendes Mundwasser zu benutzen. Sonst wurden ihre Maßnahmen in keiner Weise beschränkt. An den folgenden Tagen wurde dann die Mundhöhle an allen zugänglichen Stellen mit einem sterilen Wattetupfer ausgewischt und das Material sofort auf gewöhnlichem Agar und in Bouillon, in die der Tupfer in einem Reagensröhrchen geworfen wurde, verarbeitet.

Es konnte nun nach einer Anzahl von annähernd 100 Spülungen der verschiedensten Personen festgestellt werden, daß die Keime für gewöhnlich nur am nächsten Tage auf der Platte und in der Bouillon an der roten Farbe kenntlich waren, und zwar war in den meisten Fällen bei ziemlich normaler Beschaffenheit der Mundhöhle die Platte sehr dicht mit Prodigiosuskeimen bewachsen. Am 2. Tage war oft nur eine vereinzelte rote Kolonie neben mehreren anderen Mundbakterien zu finden, oder der Nachweis konnte überhaupt nicht mehr geführt werden. In allen Fällen ergab sich folgendes interessante Resultat: Je ungepflegter die Mundhöhle war, um so weniger günstig war der Nachweis für die Prodigiosuskeime. Ja, oft waren bei Leuten mit sehr unsauberen Mundhöhlen die Prodigiosuskeime bereits am folgenden Tage nach der Spülung nicht mehr festzustellen. Es ergab sich also ganz deutlich ein enger Zusammenhang zwischem dem Zustande der Mundhöhle und dem möglichen Nachweise der eingeführten Prodigiosuskeime. Je wohlgepflegter die Mundhöhle war, desto günstiger waren die Bedingungen für das Fortkommen des Prodigiosus in der Mundhöhle.

Die bei ungepflegter Mundhöhle besonders üppig wuchernde andere Flora hatte also zweifellos zu einem Überwuchern und einer Verdrängung der Prodigiosuskeime in der Mundhöhle geführt. Ganz anders war es auf den Kulturplatten. Hier wuchsen überraschend wenig der in den Ausstrichpräparaten so reichlich vorhandenen Saprophyten der Mundhöhlenschleimhaut. Ein gleiches Verhältnis ist ja von der Darmflora bekannt, auch hier wachsen ja nur relativ wenige Arten der so reichlich fast den ganzen Stuhl zusammensetzenden Bakterienmassen.

Was nun den Nachweis selbst anbetrifft, so konnte derselbe fast regelmäßig am zweiten Tage nach dem Ausstreichen des Tupfers und dem Stehenlassen der Platten und der Bouillon bei Zimmertemperatur geführt werden, spätestens aber am dritten Tage.

Für das Studium einer eventuellen Verdrängungstherapie bei Dauerträgern ergeben sich aus meinen Versuchen die folgenden Gesichtspunkte. Es müssen nicht pathogene, der Mundhöhlenschleimhaut möglichst gut angepaßte Saprophyten gewählt werden. Für die Wahl dieser Keime scheinen die gewöhnlichen Nährböden ein recht unvollkommenes Hilfsmittel zu sein. Wie wichtig schon geringe Änderungen des Nährbodens für die Auffindung bestimmter Keime sind, sah ich, als ich statt des gewöhnlichen Agars zum Nachweise der Prodigiosuskeime Traubenzuckeragar wählte, der so zusammengesetzt war, daß 10 ccm einer 10prozentigen Traubenzuckerlösung zu 100 ccm Merckschem, ca. 3 prozentigem Ragitagar hinzugefügt wurden.

Es ist erstaunlich, mit welcher Üppigkeit und schön purpurroter Farbe der Prodigiosus bei Zimmertemperatur bereits nach einem Tage auf diesem Traubenzuckeragar gedeiht. Jedenfalls geht sowohl aus dem schnelleren und üppigeren Wachstume, sowie vor allem auch aus der intensiveren Farbbildung hervor, daß dieser Nährboden das Fortkommen des Prodigiosus besonders begünstigt. Ich benutzte ihn deshalb ständig.

Daß derjenige, der Nährböden benutzt, die für die nachzuweisenden Keime besonders gute Bedingungen bieten, zu richtigeren, den tatsächlichen Verhältnissen mehr entsprechenden Resultaten kommt als solche, die sich optimaler Nährböden nicht bedienen, zeigten meine Versuche, durch welche die keimtötende Kraft des Mundspeichels ergründet werden sollte.

In ein steriles Reagensröhrchen wurden 2 ccm Speichels eines Individuums mit gutgepflegter Mundhöhle gebracht und darin je eine Öse des Prodigiosus verrieben. Später wurden ebenso, wie zu den Spülversuchen, auch Rosahefe und eine gelbe Sarcine benutzt. Die Röhrchen wurden bei Zimmertemperatur stehen gelassen, andere kamen in den Brutschrank bei 37⁰. Um nun zu sehen, wie lange sich die Keime in der Speichelflüssigkeit lebensfähig erhielten, wurden anfänglich alle 2 Stunden Platten angelegt, bei denen eine Öse des Materials auf Traubenzuckeragar mit einem Drigalskispatel verrieben wurde. Das Wachstum ging wiederum bei Zimmertemperatur vor sich.

Hallwachs, der ähnliche Versuche angestellt hatte, sah, daß beim sofortigen Anlegen einer Agarplatte der Prodigiosus überwog, nach 2 Stunden war er nach seinen Angaben nur noch zahlreich vorhanden, nach 18 Stunden bereits konnte dieser Autor ihn überhaupt nicht mehr nachweisen.

Mir dagegen gelang es, in dem Speichel, der bei Zimmertemperatur belassen war, vorläufig bis zu 486 Stunden den Prodigiosus noch sehr deutlich nachzuweisen, so daß fast die ganze Traubenzucker-Agar-Platte rot bewachsen war. Der Nachweis der Rosahefe gelang bis zu 369 Stunden. Nach dieser Zeit waren immer noch vereinzelten Kolonien vorhanden. Bei Brutschranktemperatur von 37⁰ gelang der Nachweis bis jetzt in beiden Fällen sehr deutlich bis zu 107 Stunden. Die gelbe Sarcine dagegen war bereits nach 65 Stunden nicht mehr zum Wachstum zu bringen. So zeigte sich hier auch ein ganz analoges Verhältnis zwischen den Spülversuchen, die mit diesen beiden Mikroorganismen in annähernd 50 Fällen fortgesetzt wurden, und den mit normaler Mundflüssigkeit im Reagensglase angestellten Versuchen. Der Prodigiosus, der bei dem Spülversuche verhältnismäßig am besten nachzuweisen war, zeigte sich auch hier den anderen Mikroorganismen überlegen.

Sehr interessant ist es, die früheren Versuche von Hallwachs und die meinigen zu vergleichen. Während Hallwachs bei seinem ungünstigen Nährbodenmaterial zu dem Schlusse kommen mußte, daß schon nach 18 Stunden der Prodigiosus von dem Mundspeichel zerstört wird, zeigen meine Versuche, daß diese Anschauung den tatsächlichen Verhältnissen keineswegs entspricht, denn nach 107 Stunden konnte, selbst nach dem Verweilen der Röhrchen bei 37⁰, noch deutliches Wachstum der Keime nachgewiesen werden. Es ist mir das ein Hinweis darauf, daß, mit einer steigenden Vervollkommnung der Nährböden, sich unsere Anschauungen über die Persistenz gewisser Keime und über das Dauerträgertum überhaupt zweifellos noch vielfach umgestalten werden.

Meine Versuche bei Verwendung von Traubenzuckeragar zeigen also, daß der Prodigiosus und die Rosahefe recht wohl nach $4^1/_2$ Tagen bei 37^0 im Speichel nachgewiesen werden können und ihre Farbstoffbildung noch nicht verloren haben. Eine Vernichtung durch den Speichel findet also nicht statt, wie das aus den Hallwachsschen Versuchen geschlossen werden könnte.

Mit meinen Versuchen in schöner Übereinstimmung stehen die Resultate von Clairmont. Dieser kommt auf Grund zahlreicher Versuche zu dem Schluß, daß von einer bactericiden Wirkung des Mundspeichels gegenüber Typhus- und Kolibacillen, Vibrionen, Staphylokokken und Milzbrand nicht gesprochen werden könne. Die schlechten Existenzbedingungen für Bakterien in der Mundhöhle und die mechanische Wegschwemmung durch den Speichel sind nach Clairmont die Hauptursache des guten Heilens von Wunden in der Mundhöhle.

Bei Verwendung meines optimalen Nährbodens wird exakt bewiesen, daß es andere Faktoren als die Bactericidie des Speichels sein müssen, welche die an die Schleimhaut nicht besonders angepaßten und offenbar in derselben keine besonders hohe Vermehrungsmöglichkeit besitzenden Keime von der Schleimhaut eliminieren; denn selbst bei Verwendung meines optimalen Nährbodens, der im Speichel noch einen Nachweis nach $4^1/_2$ Tagen gestattete, war aus der Mundhöhle schon nach 2 Tagen nichts mehr von den eingebrachten Prodigiosus- oder Rosahefekeimen nachzuweisen.

Es besteht also nur für diejenigen Keime, die offenbar gegen den bactericiden Einfluß der Mundhöhlenschleimhaut selbst geschützt sind, die Möglichkeit, sich längere Zeit daselbst zu halten und ev. durch Überwuchern zu einem Verdrängen anderer zu führen.

Ich glaubte nun, daß vielleicht die Rosahefe und die gelbe Sarcine, die ja gelegentlich unter der Mundflora aufgefunden werden und wegen ihrer Farbstoffbildung leicht erkenntlich sind, besser an die Mundhöhle zu gewöhnen wären als der Prodigiosus. Es wurden daher die oben beschriebenen Prodigiosusversuche mit genau derselben Technik mit den beiden letztgenannten Mikroorganismen, die aus einer Mundhöhle isoliert waren, durchgeführt. Es gelang jedoch nicht, sie künstlich in anderen Mundhöhlen heimisch zu machen.

Ich betrachte diese Versuche nur als den Anfang einer rationellen Verdrängungstherapie pathogener Mikroorganismen in der Mundhöhle; denn es ist nicht zweifelhaft, daß es gelingen muß, hierfür geeignete avirulente Keime aufzufinden, die ein optimales Wachstum auf der Mundschleimhaut bereits besitzen oder erwerben können.

Von einem Dauerträgerzustand an und für sich harmloser Bakterien berichtet Miller. Er schreibt:

„Am häufigsten habe ich an den lingualen Flächen der unteren Schneidezähne und an den buccalen Flächen der Molaren ziegelrote Bakterienmassen beobachtet. Wenn dieses Bakterium sich einmal in einem Munde festgenistet hat, so läßt es sich nicht leicht beseitigen.

Bei einigen Patienten meiner Praxis habe ich seit einer Reihe von Jahren folgendes beobachtet: ‚so oft es auch entfernt wird, zeigt es sich immer wieder‘. Bei 4 Geschwistern sah ich es als einen unfehlbaren Begleiter. Die besonderen Bedingungen seines Wachstums, sowie die Ursache seines Aufenthaltes im Munde bestimmter Individuen sind unbekannt. Künstlich läßt es sich nicht züchten.“

Hygienisch-prophylaktische Maßnahmen.

Aus diesen Zusammenstellungen ersieht man, daß einzelne Maßnahmen der Bekämpfung zweifellos Erfolg gehabt haben, so daß es unberechtigt wäre, ein therapeutisches Vorgehen gegen Diphtheriebacillenträger für aussichtslos zu erklären. Die Tiefenbehandlung mit dem Tonsillenquetscher und die Verdrängung der Diphtheriebacillen durch andere Keime scheinen nach den bis jetzt vorliegenden Berichten von Erfolg begleitet zu sein. Auch für eine rationelle Behandlung mit chemischen Mitteln bietet ja gerade die Mund- und Rachenhöhle wegen ihrer verhältnismäßig leichten Zugänglichkeit immerhin ein relativ günstiges Feld, so daß alle die Maßnahmen, die gegen Bacillenträger zu versuchen sind, hier wohl noch am besten angewendet und kontrolliert werden können; zumal der Nachweis der Diphtheriebacillen ja ein verhältnismäßig leichter und genauer ist.

Trotzdem muß gesagt werden, daß zurzeit die prophylaktisch-hygienische Überwachung der Diphtheriebacillenträger wohl die Hauptwaffe bei der Bekämpfung der Weiterverbreitung ist.

Verschiedene ausgezeichnete Autoren haben sich in den letzten Jahren gerade mit den hier zu ergreifenden Maßnahmen befaßt und sind sich über die Schwierigkeiten, die sich einer solchen Bekämpfung entgegenstellen, vollständig klar.

Abel hebt vor allen Dingen hervor, daß die Diphtheriesterblichkeit sich infolge der Serumtherapie in den letzten Jahren in Deutschland kaum noch geändert hat, und daß sie immer noch über der des Scharlachs liegt. Es müssen deshalb die allgemein prophylaktischen Maßnahmen wieder mehr in den Vordergrund gestellt werden. Abel kennzeichnet treffend das jetzt vielfach gehandhabte Verfahren. Nach ihm ist gerade die Serumtherapie, die bei einem Falle von Diphtherie dem einzelnen Kranken ja vorzügliches leistet, für die Eindämmung der Verbreitung der Krankheit belanglos; ja, der Arzt, der bei jedem neuen Falle eine Injektion ausführt und nach rasch eingetretenem Erfolge den Kranken kaum wieder sieht, pflegt weitere Maßnahmen, die gegen eine Übertragung gerichtet sind, nicht zu ergreifen. Die behördliche Überwachung der Diphtherieverbreitung versagt bei den jetzigen preußischen Bestimmungen und bei der Handhabung nach Abel fast vollständig, der Medizinalbeamte ist nach der jetzigen Bestimmung praktisch bei einer Bekämpfung der Diphtherie fast ausgeschaltet.

Ist doch nach dem Gesetz, betreffend die Bekämpfung übertragbarer Krankheiten vom 28. VIII. 1905 bei Diphtherie, Körnerkrankheit und

Scharlach in Preußen der praktische Arzt Ermittelungs- und Feststellungs-
organ. Dem beamteten Arzte werden die von der Polizeibehörde mit
Hilfe der praktischen Ärzte ermittelten Fälle nur zur Kenntnisnahme
mitgeteilt. Nach der bayrischen Bekanntmachung über die Bekämpfung übertragbarer Krankheiten vom 9. V. 1911 wird die Körnerkrankheit wie die übrigen übertragbaren Krankheiten behandelt (Genickstarre, Ruhr, Typhus, Wurmkrankheit, Milzbrand, Rotz, Trichinose,
Fleisch-, Fisch-, Wurstvergiftung), d. h. der Bezirksarzt hat an Ort und
Stelle Ermittelung über die Art, den Stand und die Ursache der Krankheit vorzunehmen, wenn ein Fall aus einer bis dahin von der Krankheit
freien Gemeinde angezeigt wird.

Er muß gegebenenfalls eine Untersuchung durch die bakteriologischen
Untersuchungsanstalten herbeiführen und die zur Verhütung der Verbreitung geeigneten Maßnahmen, die in der Bekanntmachung einzeln
angeführt sind, treffen.

Auch bei Diphtherie und Scharlach hat die Ermittelung der
Krankheit in Bayern durch den beamteten Arzt zu erfolgen, wenn die
Anzeige der ersten Erkrankung nicht durch einen Arzt erfolgt ist, oder
diese Krankheiten in besonders großer Verbreitung oder bösartiger Form
auftreten.

Ähnliche Bestimmungen bestehen in Braunschweig und Baden.

Immerhin erfolgt die Zuziehung des beamteten Arztes gerade bei
der Bekämpfung der Diphtherie noch bei weitem nicht in wünschens-
wertem Maße; denn wie Abel ausführt, ist gerade der beamtete Arzt
für die prophylaktische Bekämpfung der Diphtherie besonders berufen.
Liegen doch die Interessen des behandelnden Arztes mehr auf therapeu-
tischem Gebiete, und sieht er, wie bereits ausgeführt, nach glücklich
beendeter Heilung seine Mission zumeist als erfüllt an.

Die im Volke zweifellos selten besonders beliebte Aufgabe der
eigentlichen Seuchenbekämpfung sollte dem durch keine besonderen
Rücksichten gebundenen beamteten Arzte noch bei weitem mehr als
bisher zugewiesen werden; bringt sie doch mit den notwendigen Desinfektionsmaßnahmen und Isolierungen manche Unbequemlichkeiten und
Beschränkungen mit sich, die der behandelnde Arzt seiner Klientel, wenn
möglich, zu ersparen pflegt.

Abel weist nun vor allem darauf hin, daß leider von einer regel-
mäßigen Untersuchung der Rekonvaleszenten und der in der Umgebung
von Patienten befindlichen gesunden Personen zurzeit noch keine Rede
ist, und doch wäre eine solche systematische Durchuntersuchung zweifellos von hohem Werte. Sie ist auch ohne große Schwierigkeiten durch-
zuführen, stehen doch allenthalben Untersuchungsämter für eine kosten-
lose Ausführung derartiger Untersuchungen zur Verfügung.

Besonders sollte in den Schulen nach dieser Richtung hin noch
viel planmäßiger vorgegangen werden als bisher, ja es ist, wie Seligmann ausführt, ein Schließen der Klasse in manchen Fällen von Diph-
therieepidemien überhaupt zu vermeiden, wenn die bacillentragenden
Individuen durch systematische Durchuntersuchungen in einer Klasse

erkannt und wenn möglich vom Unterrichte ferngehalten werden. Auf Seite 27 sind lehrreiche Beispiele sachgemäßen Vorgehens bei Schulepidemieen genau beschrieben.

Nach den preußischen Bestimmungen darf die Zulassung der an Diphtherie Genesenen zur Schule erfolgen, „wenn entweder eine Weiterverbreitung der Krankheit durch sie nach ärztlicher Bescheinigung nicht mehr zu befürchten ist, oder die für den Verlauf der Krankheit erfahrungsgemäß als Regel geltende Zeit abgelaufen ist". Abel führt mit Recht aus, daß der Arzt seine Pflicht in dieser Beziehung nur dann richtig auffaßt, wenn er die Wiederzulassung erst nach mehrmaligem negativen Ausfalle der bakteriologischen Untersuchung gestattet. Auch die Aufsichtsbehörden der Schulen schließen sich, wie Abel ausführt, diesem Grundsatze immer mehr an. Wenn nun noch die Durchuntersuchungen sich auf die in der Umgebung der Diphtheriekranken befindlichen Personen erstrecken, so ist zu erhoffen, daß mit der besseren Kenntnis der Träger eine wirkliche rationelle Bekämpfung dieser Seuche einsetzen kann.

Sehr interessant ist es ferner, daß nach den Zusammenstellungen von Abel die Überführung der Diphtheriekranken in Krankenhäuser noch bei weitem nicht in dem Maßstabe durchgeführt wird, wie es meistens notwendig wäre. Auch die Desinfektionsmaßnahmen bei einem Diphtheriefalle, sowohl die fortlaufende Desinfektion während der Erkrankung als auch die Schlußdesinfektion nach dem Ablaufe des Krankheitsfalles, die ja nicht zu umgehen sein werden, sind natürlich illusorisch, wenn die Diphtheriebacillen in der Mundhöhle der Wohnungsgenossen eine unbeachtete, sichere Zuflucht finden.

Aus allen meinen Ausführungen geht hervor, daß unsere Kenntnis über die Epidemiologie der Diphtherie in den letzten Jahren eine erfreuliche Klärung erfahren hat, und es ist zu erhoffen, daß die Mittel, die für die bakteriologischen Untersuchungsanstalten zur Verfügung gestellt sind, bei konsequenter Verfolgung gerade auf dem Diphtheriegebiete noch weit reichere Früchte tragen werden als bisher. Wir haben gesehen, daß noch außerordentlich viel auf diesem Gebiete zu leisten ist. Ist auch der bakteriologische Nachweis der Diphtheriebacillen bereits ein relativ guter, so würde doch die Auffindung dieser Erreger durch weitere Ausbildung elektiver Nährböden eine Verfeinerung und Erleichterung erfahren, was wiederum naturgemäß sofort der epidemiologischen Forschung zugute käme. Nur wenig gefördert ist die epidemiologische Bekämpfung des Dauerträgertums, doch finden sich, wie wir sahen, gerade bei der Diphtheriebekämpfung erheißungsvolle Ansätze.

Zum Schluß möchte ich noch gewissermaßen als Maßstab dafür, wie fortgeschritten bereits unsere epidemiologischen Kenntnisse auf dem Diphtheriegebiete sind, die Kokkenträgerfrage kurz streifen.

Beim Studium der Kokkenträger, vor allen Dingen bei dem der Meningokokkenträger, ist der bei weitem schwierigere Nachweis der Krankheitserreger hinderlich, sind doch jetzt die meisten Autoren sich darüber einig, daß Meningokokken außerhalb des menschlichen Körpers bald zugrunde gehen, so daß der Nachweis in Proben, die von weither befördert werden müssen, recht erschwert ist.

Wenn es also gerade bei der epidemischen Meningitis jetzt wohl sicher ist, daß vor allem der scheinbar Gesunde als Überträger der Krankheit in Betracht kommt, so herrscht doch über die begünstigenden Momente der Infektion eine große Ungewißheit. Ferner sind die verhältnismäßig zahlreichen Befunde von Meningokokken bei Personen, die mit Kranken nie in Berührung gekommen waren, auffällig.

Auch hier wird zweifellos eine feinere bakteriologische, serologische und biochemische Differenzierung uns noch manche Unterschiede erkennen lassen, so daß unsere epidemiologischen Anschauungen auf diesem Gebiete korrigiert werden.

Um so erfreulicher ist es, daß dieser Forschung jetzt reichlicher Mittel zur Verfügung stehen, so daß zur Klärung solcher Fragen nicht nur die eigentlichen Methoden der Bakteriologie, sondern auch die anderer exakter Naturwissenschaften, vor allen Dingen die der Chemie, in steigendem Maße herangezogen werden können.

Am Ende meiner Arbeit ist es mir eine angenehme Pflicht, Herrn Prof. Dr. Weichardt für die Anregung zu dieser Arbeit, sowie für seine liebenswürdige Unterstützung, mit der er dieselbe förderte, meinen wärmsten Dank auszusprechen. Desgleichen sei Herrn Prof. Dr. Heim für einige freundlichst erteilte Unterweisungen und Herrn Prof. Dr. Fleischmann für die Übernahme des Referates an dieser Stelle nochmals ergebenst gedankt.

Literatur.

Aaser, Zur Frage der Bedeutung des Auftretens der Löfflerschen Diphtheriebacillen bei scheinbar gesunden Menschen. Deutsche med. Wochenschr. 1895.
— Über prophylaktische Maßnahmen gegen die Diphtherie. Berliner klin. Wochenschrift. 1905.
Abel, Zur Ätiologie der Rhinitis fibrinosa. Zentralbl. f. Bakteriol. Abt. I. Orig. 12. 1892.
— Beitrag zur Frage von der Lebensdauer der Diphtheriebacillen. Ebenda. 1893.
— Zur Kenntnis des Diphtheriebacillus. Deutsche med. Wochenschr. 1894.
— Über die Schutzkraft des Blutserums von Diphtherierekonvaleszenten und gesunden Individuen gegen tödliche Dosen von Diphtheriebacillenkulturen und Diphtheriebacillengift bei Meerschweinchen. Ebenda. 1894.
— Erfolge und Mängel der Diphtheriebekämpfung. Zentralbl. f. Bakteriol. Abt. I. Orig. 64. 1912.
Adair, Vesbrook, Wison, Mc. Daniel, Brit. Med. Journ. 1898, zitiert nach Löffler.
Adloff, Mundflüssigkeit und Immunität. Deutsche Monatsschr. f. Zahnheilk. 1909.
Albrecht und Ghon, Über die Ätiologie und pathologische Anatomie der Meningitis cerebrospinalis epidemica. Wiener klin. Wochenschr. 1901.
Ambroz, Vergleichende Untersuchungen über die baktericide Wirkung einiger Wasserstoffsuperoxyd-Präparate. Zeitschr. f. Hyg. u. Infekt.-Krankh. 72. 1912.

Arkwright, Observations on the bacteriology of an epidemic of diphtheria in a school with special reference to the virulence of the organisms which were isolated from the cases. Journ. of Hyg. 8. 1908.

Baginsky, Die Serumtherapie der Diphtherie nach den Beobachtungen im Kaiser- und Kaiserin-Friedrich-Krankenhause in Berlin. Berlin 1895.

Ballin, Über das Vorhandensein von Diphtheriebacillen beim gewöhnlichen Schnupfen der Säuglinge. Jahrb. f. Kinderheilk. 58. 1903.

Bandi, Über die Bereitung eines antibakteriellen Diphtherieserums. Zentralbl. f. Bakteriol. Abt. I. Orig.-Bd. 33. 1903.

— und Gagnoni, Die Vaccination gegen Diphtherie. Ebenda. Abt. I. Orig. 41. 1906.

v. Behring, Diphtherie. Bibliothek Coler. 2.

— Über Desinfektion, Desinfektionsmittel und Desinfektionsmethoden. Zeitschr. f. Hyg. u. Infekt.-Krankh. 19. 1890.

— Einführung in die Lehre von der Bekämpfung der Infektionskrankheiten. Berlin 1912.

Belfanti, Sulla propagazione del virus difterico. Riforma med. 1894. Ref. Zentralbl. f. Bakteriol. 1894.

Beck, Bakteriologische Untersuchungen über die Ätiologie der menschlichen Diphtherie. Zeitschr. f. Hyg. u. Infekt.-Krankh. 8. 1890.

Benesi, Chronische Diphtherie des Mittelohres. Wiener klin. Wochenschr. 37. 1912.

Benoit et Simonin, Revue de méd. 1898, zitiert nach Löffler.

Bernheim, Über die Pathogenese und Serumtherapie der schweren Rachendiphtherie. 1898.

Biehler, Korybat-Daszkiewicz, Über primäre Nasendiphtherie des ersten Lebensjahres. Przeglod pedyatryzny 1911. Zentralbl. f. Bakteriol. Abt. I. Ref. 53. 1912.

Biggs, Park und Beebe, Report on bacteriological investigations and diagnosis of Diphtheria. Ref. Zentralbl. f. Bakteriol. Abt. I. Orig. 17. 1895.

Bischoff, Lehrbuch der Militärhygiene. Berlin 1912.

Blochmann, Zur Diagnose der larvierten Diphtherie im jüngeren Kindesalter. Berliner klin. Wochenschr. 1911.

Blumenau, Die Ergebnisse der Anwendung eines Diptherieserums von neuem „antibakteriellen" Typus. Ref. Hyg. Rundschau 1910. S. 1015.

— Über die aktive antidiphtherische Immunisation der Kinder nach dem Prinzip von S. K. Dzerjgowsky. Jahrb. f. Kinderheilk. 74. 1911.

Bochalli, Weitere Untersuchungen über das Vorkommen von Meningokokken im Nasenrachenraum Gesunder aus der Umgebung von Kranken. Inaug.-Diss. Breslau 1906.

— Zur Verbreitungsweise der Genickstarre. Zeitschr. f. Hyg. u. Infekt.-Krankh. 61. 1908.

Böing, Direkte Übertragung der Diphtherie auf den Menschen. Deutsche med. Wochenschr. 1886.

Bourcart, Untersuchungen über das Haftenbleiben des Diphtheriebacillus bei Diphtherierekonvaleszenten und über dessen Vorhandensein bei gesunden, in Berührung mit Diphtheriekranken befindlichen Individuen. Rev. mens. des malad. de l'enf. 1903.

Bruns und Hohn, Über den Nachweis und das Vorkommen der Meningokokken im Nasenrachenraum. Klin. Jahrb. 18. 1908.

Büllmann, Die Lokalbehandlung der Löfflerdiphtherie mit Collargol und Bemerkungen über Pyocyanasebehandlung. Med. Klin. 1908.

Büsing, Beiträge zur Kenntnis der Diphtherie als Volksseuche. Zeitschr. f. Hyg. u. Infekt.-Krankh. 57. 1907.

Busse, Die übertragbare Genickstarre. Klin. Jahrb. 23. 1910.

Cadé de Gassicourt, La diphthérie à forme prolongée. Zit. nach Hennig.

Catlin, Scott and Day, Successful use of the staphylococcus spray on diphtheria carriers. Journ. of Amer. Med. Assoc. 57. 1911.

Ceradini und Isonni, Sulla presenza di bambini sani portatori di bacilli difterici nelle scude. Giorn. della R. orc. it. d'Igiene. **31**. 1909.

Clairmont, Über das Verhalten des Speichels gegenüber Bakterien. Wiener klin. Wochenschr. 1906.

Concetti, Ein Fall von chronischer Diphtherie. Arch. di pathol. infant. 1886. — Bulletino de la societa Lanusiane degli ospedale di Roma. **4**. 1886. Zit. nach Hennig.

Conradi, E., Über das Vorkommen von Diphtheriebacillen im Nasen- und Rachensekret ernährungsgestörter Säuglinge. Münchner med. Wochenschr. 1913. S. 512.

— H., Vorarbeiten zur Bekämpfung der Diphtherie. Jena 1913.

Croner, Über das baktericide Verhalten des Wasserstoffsuperoxyds unter verschiedenen physikalischen und chemischen Bedingungen mit besonderer Berücksichtigung des Wasserstoffsuperoxyds in statu nascendi. Zeitschr. f. Hyg. **63**. 1909.

Cuno, Verlauf und Ursache einer Hospitalepidemie. Deutsche med. Wochenschr. 1902.

Curtius, Über Meningitis cerebrospinalis epidemica. Med. Klin. 1905.

Dalmer, Über Diphtherie im deutschen Heere. Inaug.-Diss. Berlin 1905.

Dellevie, Über die Bedeutung der Antisepsis im Munde. Inaug.-Diss. Berlin. 1891.

Dennig, Beitrag zur Keimträgerfrage der Diphtherie. Münchner med. Wochenschrift. 1897.

Deschamps, Rev. d'Hyg. et de Pol. san. T. **15**. S. 241, zit. nach Löffler.

Dieudonné, Wörscher, Würdinger, Die Genickstarreepidemie beim 1. Trainbataillon München 1906. Münchner med. Wochenschr. 1906.

Dopter, Action locale du Sérum Antidiphthérique. Gaz. des hôpit. 1905.

v. Drigalski, Zur Epidemiologie und Bekämpfung der Diphtherie. Berliner klin. Wochenschr. 1912.

— Die Epidemiologie und Bekämpfung der Diphtherie. Zentralbl. f. Bakteriol. Abt. I. Ref. **55**. 1912.

Edinger, Ein chemischer Beitrag zur Stütze des Prinzips der Selbstdesinfektion. Deutsche med. Wochenschr. 1895.

Emmerich, Die Pyocyanase als Prophylaktikum und Heilmittel bei bestimmten Infektionskrankheiten. Münchner med. Wochenschr. 1907

Escherich, Zur Ätiologie der Diphtherie. Zentralbl. f. Bakteriol. Abt. I. Orig. 7. 1890.

— Die örtliche Behandlung der Rachendiphtherie. Wiener klin. Wochenschr. 1893.

— Zur Frage der Pseudodiphtheriebacillen und der diagnostischen Bedeutung des Löfflerbacillus. Berliner klin. Wochenschr. 1893.

Fackenhain, Erfahrung mit Pyocyanasebehandlung bei Diphtherie. Therap. Monatshefte. 1908.

Fayrer, Referat Bulletin de l'Inst. Pasteur. 1910, zit. nach Conradi.

Feer, Ätiologie und klinische Beiträge zur Diphtherie. Basel. 1894.

Fibiger, Über Behandlung von Diphtherie durch Isolation der Individuen mit Diphtheriebacillen im Schlunde. Berliner klin. Wochenschr. 1897.

— Bakteriologische Untersuchung von Diphtherie. Baumgartens Jahresber. 1895.

Fischer, Die Bekämpfung der Diphtherie mit Berücksichtigung der bei einer Epidemie in einem Automatenrestaurant gemachten Erfahrung. Münchner med. Wochenschr. 1906.

— A diphtheria epidemic. Journ. of Amer. Med. Assoc. **52**. 1909.

Fischl, über Schutzkörper im Blute des Neugeborenen. Jahrb. f. Kinderheilk. **41**. 1896.

Flatten, Die übertragbare Genickstarre im Regierungsbezirk Oppeln 1905 und ihre Bekämpfung. Klin. Jahrb. **15**. 1906.

— Über Meningokokkenträger und ihre Bedeutung bei der Verbreitung und Bekämpfung der übertragbaren Genickstarre und über die Disposition zu dieser Krankheit. Klin. Jahrb. **20**. 1909.

Flesch, Diphtherierezidive. Orvosi Hetilap. 1910. Ref. Deutsche med. Wochenschrift. 1910.

Flügge, Die Verbreitungsweise der Diphtherie mit spezieller Berücksichtigung des Verhaltens der Diphtherie in Breslau 1886 bis 1890. Zeitschr. f. Hyg. u. Infekt.-Krankh. **17**. 1894.

— Die im Hygienischen Institut der K. Universität Breslau während der Genickstarreepidemie im Jahre 1905 ausgeführten Untersuchungen. Klin. Jahrb. **15**. 1906.

— Verbreitungsweise und Bekämpfung der Tuberkulose auf Grund experimenteller Untersuchungen im Hygienischen Institut der K. Universität Breslau. 1897 bis 1908. Leipzig. 1908.

— Verbreitungsweise und Bekämpfung der epidemischen Genickstarre. Bericht auf dem Deutschen Verein für öffentliche Gesundheitspflege. Bremen 1907. Vierteljahresschr. f. öffentl. Gesundheitspfl. **40**. 1908.

Förster, Die Kosten der Seuchenbekämpfung und ihre Verteilung nach Preußischem Recht. Berlin 1913.

Forbes and Newsholme, Membranous Rhinitis, its relation to Diphtheria and its Treatment by Autogenous Vaccine. Lancet. 3. Febr. 1912.

Foulerton und Hewellin, Lancet 1897. Zit. nach Conradi.

Frank, Ein Beitrag zur Diphtheriebehandlung in Schulen und geschlossenen Anstalten. Hyg. Rundschau. 1912.

Fränkel, Über die Verbreitung Löfflerscher Diphtheriebacillen. Berliner klin. Wochenschr. 1893.

— Infektiöse Erkrankungen des Rachens. Zeitschr. f. ärztl. Fortbildung. 1910.

Freund, Chromogene Spaltpilze und ihr Vorkommen in der Mundhöhle. Inaug.-Diss. Erlangen 1893.

Gabriel, Beitrag zur Kenntnis des chronischen Rachendiphtheroids. Berliner klin. Wochenschr. 1908.

— Nachuntersuchungen über das zeitliche Verschwinden der Diphtheriebacillen. Berliner klin. Wochenschr. **23**. 1908.

Gabritschewsky, Zur Prophylaxis der Diphtherie. Zeitschr. f. Hyg. u. Infekt.-Krankh. **36**. 1911.

Geirsvold, Über das Vorkommen von Diphtheriebacillen bei gesunden Menschen. Tidsskrift for den norske Lägeforening. 1903.

Glatard, La diphthérie nasale. Thèse de Paris 1902.

Glücksmann, Über die bakteriologische Diagnose der Diphtherie. Zeitschr. f. Hyg. u. Infekt.-Krankh. **36**. 1897.

Göppert, Zur Kenntnis der Meningitis cerebrospinalis epidemica mit besonderer Berücksichtigung des Kindesalters. Klin. Jahrb. **15**. 1906.

Gottstein, Zur Epidemiologie der Diphtherie mit besonderer Berücksichtigung der Schule. Zeitschr. f. gerichtl. Med. 3. F. **12**. 1893.

Grawitz und Steffen, Die Bedeutung des Speichels und Auswurfs für die Biologie einiger Bakterien. Berliner klin. Wochenschr. 1894.

Grósz und Bán, Über Pyocyanasebehandlung bei Diphtherie. Münchner med. Wochenschr. 1909. S. 179.

Gürtler, Die Diphtherie in der Stadt Hannover 1908. Klin. Jahrb. **21**. 1909.

Hahn, Über Diphtherie-Durchseuchung und Diphtherie-Immunität. Deutsche med. Wochenschr. 1912. S. 1366.

Hallwachs, Über den prophylaktischen Nutzen des Gurgelns. Zeitschr. f. Hyg. u. Infekt.-Krankh. **67**. 1910.

Hasenknopf und Rotta, Bacillenträger bei Diphtherie. Jahrb. f. Kinderheilk. **66**. 1907.

Haßlauer, Der Bakteriengehalt der Nase bei Infektionskrankheiten mit besonderer Berücksichtigung der Meningitis cerebrospinalis epidemica. Zentralbl. f. Bakteriol. Abt. I. Orig. **41**. 1906.

Heim, Lehrbuch der Bakteriologie mit besonderer Berücksichtigung der bakteriologischen Untersuchung und Diagnostik. Stuttgart 1911.

Hellström, Thure, Militär Helsövärd. 1896. Zit. nach Fibiger.

Hennig, Eine neue Behandlungsmethode der epidemischen Diphtheritis. Berliner klin. Wochenschr. 1889.

— Über chronische Diphtherie. Volkmanns Sammlung klinischer Vorträge. **56**.

Herford, Bakteriologische und epidemiologische Beobachtungen bei einer Genickstarreepidemie in Altona. Klin. Jahrb. **19**. 1908.

Heubner, Über larvierte Diphtherie. Deutsche med. Wochenschr. 1893.

Heurotin, Armadiphtherin zur Lokalbehandlung der Diphtherie. Journ. de Bruxelles. Ref. Deutsche med. Wochenschr. 1906.

Huber, Genickstarreepidemie in der Pfalz, Frühjahr 1907. Münchner med. Wochenschr. 1908.

Hübener, Über die Möglichkeit der Wundinfektion vom Munde aus. Zeitschr. f. Hyg. u. Infekt.-Krankh. 1898.

— und Kutscher, Gesunde Meningokokkenträger ohne Genickstarrefälle. Deutsche militärärztl. Zeitschr. **15**. 1907.

— Zur Bekämpfung der Diphtherie mit Liquor ferri sesquichlorati. Therapeut. Monatshefte. 1892.

Jäger, Die Cerebrospinalmeningitis als Heerseuche. Bibl. Coler. **9**.

Jänicke, Pyoktanin gegen Diphtherie. Berliner klin. Wochenschr. 1893.

Jakobitz, Über epidemische Genickstarre. Münchner med. Wochenschr. 1905.

Jehle, Über das Entstehen der Genickstarreepidemie. Wiener klin. Wochenschrift. 1906.

— Die Rolle der Grubeninfektionen bei der Entstehung der Genickstarreepidemien. Münchner med. Wochenschr. 1906.

Jessen, Über pronlongierte Diphtherie. Zentralbl. f. innere Med. 1897.

Jochmann, Über lokale Behandlung Diphtheriekranker zur Verhütung und Beseitigung der Bacillenpersistenz. Klin. Jahrb. **22**. 1910.

Justi, Collargolpinselungen bei Angina und Diphtherie. Münchner med. Wochenschrift. 1904.

Kirchner, Über die gegenwärtige Epidemie der Genickstarre und ihre Bekämpfung. Berliner klin. Wochenschr. 1905.

— Die Verbreitung übertragbarer Krankheiten durch sog. „Dauerausscheider" und „Bacillenträger". Klin. Jahrb. **19**. 1908.

— Übertragbare Genickstarre in Preußen. 1905. Klin. Jahrb. **15**. 1906.

Klemensiewicz und Escherich, Über Schutzkörper im Blute der von Diphtherie geheilten Menschen. Zentralbl. f. Bakteriol. **13**. S. 153.

Kober, Die Verbreitung der Diphtheriebacillen auf der Mundschleimhaut gesunder Menschen. Zeitschr. f. Hyg. u. Infekt.-Krankh. **31**. 1899.

Kohn, Diphtheritis und Schulhygiene. Wiener klin. Wochenschr. 1894.

Kretschmer, Beiträge zur Behandlung der Bazillenpersistenz bei Diphtherierekonvaleszenten. Med. Klin. 1911.

Krohne, Das Auftreten der übertragbaren Genickstarre im Regierungsbezirk Düsseldorf 1905/06 und ihre Bekämpfung. Klin. Jahrb. **17**. 1907.

Kutscher, Über Untersuchungen der Nasenrachenhöhle gesunder Menschen auf Meningokokken. Deutsche med. Wochenschr. 1906.

Laaser, Über den Einfluß der Zitronensäure auf den Diphtheriebacillus. Deutsche med. Wochenschr. 1894.

Lehmann-Neumann, Atlas und Grundriß der Bakteriologie und Lehrbuch der speziellen bakteriologischen Diagnostik. München 1910.

v. Lingelsheim, Beitrag zur Ätiologie der epidemischen Genickstarre nach den Ergebnissen der letzten Jahre. Zeitschr. f. Hyg. u. Infekt.-Krankh. **59**. 1908.

— Die Verbreitung der übertragbaren Genickstarre durch sog. „Dauerausscheider" und „Bacillenträger". Klin. Jahrb. **19**. 1908.

Lippmann, Beobachtungen an Diphtheriebacillenträgern unter dem Personal eines großen Krankenhauses. Zeitschr. f. Hyg. u. Infekt.-Krankh. **67**. 1910.

Löffler, Der gegenwärtige Stand der Frage nach der Entstehung der Diphtherie. Deutsche med. Wochenschr. 1890.

Löffler, Zur Therapie der Diphtherie. Ebenda. 1891.
— Die lokale Behandlung der Rachendiphtherie. Zentralbl. f. Bakteriol. Abt. 1. Orig. **16**. 1894.
— Zur Diphtheriefrage. Deutsche med. Wochenschr. 1894.
— Die Verbreitung der Diptherie durch sog. „Dauerausscheider" und „Bacillenträger". Klin. Jahrb. **19**. 1908.
Lord, Diplococcus intracellularis meningitidis in the nose. Report of a case with meningitis and review of the literature. Zentralbl. f. Bakteriol. Abt. I. Orig. **34**. 1903.
Macdonald, A record of 90 diphtheria carriers. Lancet. **1**. 1911.
Malm, Ist die Diphtherie durch ein gesundes Zwischenglied bedeutungslos? Norsk. Mag. f. Lägevidensk. 4. R. I. 1886. Ref. Jahrb. f. Kinderheilk. **27**. 1888.
Martin, Propriétés du Sérum antidiphthérique. Compt. rend. de la Soc. biol. à Paris. 1903. S. 624.
Mayer, Kritische Darstellung der Forschung der übertragbaren Genickstarre in Beziehung zur Immunität. Weichardts Jahresber. d. Immunitätsforschung. 1910. Abt. I.
— Untersuchungen über Genickstarre in der Garnison Würzburg. Zentralbl. f. Bakteriol. Abt. I. Orig. **49**. 1909.
— Waldmann, Fürst, Gruber, Über Genickstarre, besonders die Keimträgerfrage. Münchner med. Wochenschr. 1910.
Meyer-Berlin, Fortschritte in der Behandlung der Diphtherie. Berliner klin. Wochenschr. 1911.
Michel, Die Mundflüssigkeit und ihr Einfluß auf die in der Mundhöhle ablaufenden pathologischen Vorgänge. Leipzig 1909.
Miller, Mikroorganismen der Mundhöhle. Leipzig 1892.
Metschnikoff, Immunität bei Infektionskrankheiten. Jena 1902.
Monti, Die Infektion der Mund- und Rachenorgane mit Bakterien der Mundhöhle. Kinderheilk. in Einzeldarstellungen. Wien 1906.
Much, Das antitoxische Immunisierungsprinzip. Fortschritte d. Med. 1910.
Mühsam, Über Pyocyanasebehandlung bei Diphtherie. Deutsche med. Wochenschr. 1908.
Müller, E., Untersuchungen über das Vorkommen von Diphtheriebacillen in der Mundhöhle von nichtdiphtherischen Kindern innerhalb eines großen Krankensaales. Jahrb. f. Kinderheilk. **43**. 1894.
Näther, Deutsche militärärztl. Zeitschr. 1900. S. 241.
Neißer, E., Bericht über die gemeinsame Sitzung des Ärztevereins Stettin-Stralsund, Köslin Juni 1901. Deutsche med. Wochenschr. 1902.
— Über chronisches Rachendiphtheroid. Ebenda. 1902.
Neißer, M., und Heimann, Bericht über die zweijährige Tätigkeit der Diphtheriestation des Hygienischen Instituts Breslau. Klin. Jahrb. **7**. 1900.
Neißer-Kahnert, Über eine Gruppe klinisch und ätiologisch zusammengehöriger Fälle von chronischer Erkrankung der oberen Luftwege. Deutsche med. Wochenschrift. 1900.
Neufeld, Über chronische Diphtherie. Ebenda. 1904.
Nishino, Bakteriologische Untersuchungen der Hausgenossen von Diphtheriekranken. Zeitschr. f. Hyg. u. Infekt.-Krankh. **65**. 1910.
— Diphtheriebacillenträger. Zentralbl. f. Bakteriol. Abt. I. Orig. **53**. 1910.
Ostermann, Die Meningokokkenpharyngitis als Grundlage der epidemischen Genickstarre. Deutsche med. Wochenschr. 1906.
Otto, Zur Frage der systematischen Diphtheriebekämpfung. Berliner klin. Wochenschrift. 1910.
Page, Diphtheria-Bacillus carrier. Arch. of internat. Med. **7**. 1911.
Pearce, The general infections and complications of diphtheria and scarlet fever. A bacteriological study of one hundred and fifty-seven cases. Journ. of the Boston Soc. of Med. Sc. **2**. 1898.
Peters, Schule und Diphtherie. Med. Klin. 1912. S. 549.
Petruschky, Arbeiten a. d. Path. Inst. zu Tübingen. **6**. 1908.

Petruschky, Erfolgreiche Versuche zur Entkeimung von Diphtheriebacillenträgern. Gesundheit. 1912.
— Erfolgreiche Versuche zur Entkeimung von Bacillenträgern durch aktive Immunisierung und die hygienischen Konsequenzen. Deutsche med. Wochenschr. 1912. S. 1319.
Plaut, Studien zur bakteriologischen Diagnostik der Diphtherie und Angina. Ebenda. 1894.
Prip, Diphtheriebacillen bei Rekonvaleszenten nach Diphtherie. Zeitschr. f. Hyg. u. Infekt.-Krankh. 36. 1901.
Pulawski, Zur Bekämpfung der Diphtherie. Berliner klin. Wochenschr. 1891. S. 515.
Reye, Über das Vorkommen von Diphtheriebacillen in den Lungen. Münchner med. Wochenschr. 1912.
Riger, Die übertragbare Genickstarre im Kreise Brieg im Jahre 1905 und ihre Bekämpfung. Klin. Jahrb. 15. 1906.
Ritter, Die Ansteckung und Bekämpfung der Diphtherie. Verhandl. d. X. Versamml. d. Gesellsch. f. Kinderheilk. Wiesbaden 1894.
Röse, Untersuchungen über Mundhygiene. Zeitschr. f. Hyg. u. Infekt.-Krankh. 36. 1901.
Roussel et Job, Revue de Médicine Armée. 25. 1905. Zit. nach Conradi.
— Lesterlin, Sicre, Bull. de l'Inst. Pasteur. 1910. S. 770.
Roux et Yersin, Contribution à l'étude de la diphthérie. Ann. de l'Inst. Pasteur. 1888/89.
Saar, Behandlung mit Pyocyanase bei Diphtherie, Scharlach und Angina. Deutsche med. Wochenschr. 1908.
Sachs-Müke, Weitere Untersuchungen über das Vorkommen von Meningokokken und Pseudomeningokokken im Nasenrachenraum Gesunder sowie über di Differentialdiagnose dieser Bakterien. Klin. Jahrb. 24. 1911.
Sanarelli, Der menschliche Speichel und die pathogenen Mikroorganismen Zentralbl. f. Bakteriol. 1891.
Seibert, Journ. of Amer. Med. Assoc. 1907. Nr. 20.
Sauerbeck, Vorkommen und Eigenschaften des Diphtheriebacillus bei Diphtherierekonvaleszenten. Arch. f. Hyg. 66. 1908.
Schäfer, On the persistence of the Bacillus of Loeffler after Recovery from diphthorio. Brit. Med. Journ. 1895.
Schanz, Zur Prophylaxe der Diphtherie. Med. Klin. 1913.
Scheiber, Ein Beitrag zur Prophylaxe der Diphtherie. Wiener klin. Wochenschr. 1905.
Scheller, Beitrag zur Diagnose und Epidemiologie der Diphtherie. Zentralbl. f. Bakteriol. Abt. I. Orig. 40. 1906.
— und Stenger, Ein Beitrag zur Pathogenese der Diphtherie. Berliner klin. Wochenschr. 1905.
Schiötz, Ref. Semaine méd. 1910. Zit. nach Conradi.
Schlippe, Zur Behandlung der Diphtherie mit Pyocyanase und über die Persistenz der Diphtheriebacillen. Deutsche med. Wochenschr. 1908.
Schmidt, Die übertragbare Genickstarre im Regierungsbezirk Liegnitz 1905 und ihre Bekämpfung. Klin. Jahrb. 15. 1906.
Schneider, Die übertragbare Genickstarre im Regierungsbezirk Breslau im Jahre 1905 und ihre Bekämpfung. Klin. Jahrb. 15. 1906.
Schrammen, Diphtheriebacillenträger in einem Kölner Schulbezirk. Zentralbl. f. Bakteriol. Abt. I. Orig.-Bd. 67. 1913.
Schultz, Über die Bekämpfung der Diphtherie in den Schulen. Jahrb. f. Kinderheilk. 69. 1909.
— Bakteriologische Untersuchung bei einer Klassenepidemie von Diphtherie in einer Berliner Gemeindeschule. Zeitschr. f. Schulgesundheitspflege. 1911.
Schwarz, Neue Vorschläge der Prophylaxe und Therapie der Diphtherie. Wiener klin. Wochenschr. 1895.
Seligmann, Die Bekämpfung der Diphtherie in Schulen und geschlossenen Anstalten. Zeitschr. f. Hyg. u. Infekt.-Krankh. 70. 1912.

Selter, „Dauerausscheider" und „Bacillenträger" bei Genickstarre. Klin. Jahrb. 20. 1909.
— Die Bedeutung der Keimträger für die übertragbare Genickstarre. Deutsche med. Wochenschr. 1909.
— Bericht der XI. Jahresversamml. d. deutsch. Vereins f. Schulgesundheitspflege u. IV. Versamml. d. Vereins deutsch. Schulärzte. Mai 1912. Zentralbl. f. allg. Gesundheitspflege. 1912.
Seydel, Zur Bekämpfung der Diphtherie in den Schulen. Zeitschr. f. Schulgesundheitspflege. 1909.
Siccard et Lermoyez, Ref. Münchner med. Wochenschr. 1905. S. 839.
Silberschmidt, Bakteriologisches über Diphtherie. Ebenda. 1895.
Simons, Diphtheria in relation to public health. Journ. of Amer. Med. Assoc. 56. 1911.
Sittler, Übertragung von Diphtherie durch dritte Personen. Münchner med. Wochenschr. 1906.
Sobernheim, Bacillenträger. Berliner klin. Wochenschr. 1912.
Sörensen, Zur Wertschätzung der Pyocyanasebehandlung bei der Persistenz von Diphtheriebacillen. Münchner med. Wochenschr. 1911.
— Über Retourfälle bei Diphtherie. Ebenda. 1911.
Solis-Cohen, Diphtheria carriers. Journ. of Amer. Med. Assoc. 52. 1909.
Sommerfeld, Beitrag zur Epidemiologie der Diphtherie (Bacillenträger und Bacillenpersistenz). Arch. f. Kinderheilk. 7.
Sormbon, The epidemiology of diphtheria. Lancet. 1908. Ref. Berliner klin. Wochenschr. 1908.
Stadler, Ein Beitrag zur Frage der Diphtheriebacillenträger. Hyg. Rundschau. 15. 1909.
Steinbrück, Zur Bekämpfung der Diphtherie. Zentralbl. f. Bakteriol. Abt. I. Orig. 64. 1912.
Stockvis, De rol der shool bij de verspreiding der diphtherie en de bakteriologische diagnose dezer ziekte. Nederl. Tijdschr. v. Geneesk. 1912. Zentralbl. f. Bakteriol. Abt. I. Ref. 53. 1912.
Strain, Ein „Diphtheriebacillenträger". Persistenz des Klebs-Löffler-Bacillus 9 Monate nach der Erkrankung. Lancet. 1908. Nr. 2.
Ströll, Behandlung der Diphtherie mit Myrrhentinktur. Münchner med. Wochenschrift. 1904.
— Zur Lokalbehandlung der Diphtherie. Ebenda. 1908.
Strübing, Zur Therapie der Diphtherie. Deutsche med. Wochenschr. 1891.
Stumpf, Über Bolusbehandlung bei Diphtherie. Münchner med. Wochenschr. 1908.
Tanner, Hewlett und Nankivell, Die Behandlung der Diphtherieinfektion mit Diphtherieendotoxin. Lancet. 1912.
Thomas, Diphtherie in den Schulen Londons. 72. Jahresversammlung der British Medical-Association. Münchner med. Wochenschr. 1904.
Tjaden, Die Diphtherie als Volksseuche und ihre Bekämpfung. Arch. f. klin. Med. 1897.
Tobiesen, Über das Vorhandensein des Löfflerbacillus im Schlunde bei Individuen, welche eine diphtherische Angina durchgemacht haben. Zentralbl. f. Bakteriol. Abt. I. Orig. 12. 1892.
Traumann, Über die Behandlung der Diphtherie. Zeitschr. f. Med.-Beamte. 1909. Nr. 3.
Trautmann und Fromme, Beiträge zur Epidemiologie und Bakteriologie der epidemischen Genickstarre. Münchner med. Wochenschr. 1908.
Ustvedt, Die Diphtherieprophylaxe und die Bedeutung der gesunden Kokkenträger für die Verbreitung der Krankheit. Zeitschr. f. Hyg. u. Infekt.-Krankh. 54. 1906.
Vagedes, Über Keimträger in der Umgebung an Genickstarre erkrankter Soldaten. Deutsche militärärztl. Zeitschr. 1907. Nr. 15.
Vervoort, Bazillendragers bij Diphtherie. Tijdschr. voor Geneeskunde. 1908.

Wagner, Über eine Diphtherieendemie. Bericht der med. Ges. in Chemnitz. Münchner med. Wochenschr. 1904.

Walb, Über chronische Diphtherie des Rachens. Berliner klin. Wochenschr. 1882.

Wassermann, Über persönliche Disposition und Prophylaxe gegenüber der Diphtherie. Zeitschr. f. Hyg. u. Infekt.-Krankh. **19**. 1895.

— Über eine neue Art von Diphtherieserum. Deutsche med. Wochenschr. 1902. S. 785.

Weichardt, Die Verbreitung der Diphtherie durch leblose Objekte. Inaug.-Diss. Breslau 1900.

— und Haußner, Dauerträger und Dauerträgerbehandlung bei infektiösen Darmerkrankungen. Ergebn. d. inn. Med. u. Kinderheilk. **10**. 1913.

Weichselbaum, Zur Frage der Ätiologie und Pathologie der epidemischen Genickstarre. Wiener klin. Wochenschr. 1905.

— und Ghon, Der Micrococcus meningitidis cerebrospinalis als Erreger der Endokarditis, sowie sein Vorkommen in der Nasenhöhle Gesunder und Kranker. Ebenda. 1905.

Welch, Mitteilungen auf dem VIII. internationalen Kongreß für Hygiene und Demographie in Budapest. Zentralbl. f. Bakteriol. **16**. 1894.

Westenhöffer, Pathologische Anatomie und Infektionsweg bei Genickstarre. Berliner klin. Wochenschr. 1905.

— Pathologisch-anatomische Ergebnisse der oberschlesischen Genickstarreepidemie von 1905. Klin. Jahrb. **15**. 1906.

— Zur gegenwärtigen Scharlach- und Diphtherieepidemie in Groß-Berlin. Berliner klin. Wochenschr. 1912.

Wilhelmy, Zur Bekämpfung der epidemischen infektiösen Diphtherie. Deutsche med. Wochenschr. 1892. S. 99.

Williams, The prevention of the spread of diphtheria by means of the bacterial test. Boston med. and surg. Journ. **135**. 1896.

De Witt, Lydia, Report of some experiments on the action of Staphylococcus aureus on the Klebs Loeffler Bacillus. Journ. infect. dis. **10**. 1912.

Wolff, Die Nebenhöhlen der Nase bei Diphtherie, Masern und Scharlach. Zeitschr. f. Hyg. u. Infekt.-Krankh. **19**. 1895.

— Über die Beziehungen der Rhinitis fibrinosa zur Diphtherie. Deutsche med. Wochenschr. 1905.

Zucker, Zur lokalen Behandlung der Diphtherie mit Pyocyanase. Arch. f. Kinderheilk. **44**. 1906.